医疗美容艺术

面部轮廓雕塑

韦文峰／著

图书在版编目（CIP）数据

医疗美容艺术 面部轮廓雕塑 / 韦文峰著. —南宁：
广西科学技术出版社，2023.12
ISBN 978-7-5551-2125-1

Ⅰ.①医… Ⅱ.①韦… Ⅲ.①面—整形外科学 Ⅳ.
①R622

中国国家版本馆CIP数据核字（2024）第024726号

YILIAO MEIRONG YISHU MIANBU LUNKUO DIAOSU

医疗美容艺术 面部轮廓雕塑

韦文峰 著

策划编辑：饶 江　　　　　　　责任编辑：马月媛
责任校对：冯 靖　　　　　　　装帧设计：牛格文化 牛依河
责任印制：陆 弟　　　　　　　内文插图：林 鹏

出 版 人：岑 刚　　　　　　　出版发行：广西科学技术出版社
社　　址：广西南宁市东葛路66号　邮政编码：530023
网　　址：http://www.gxkjs.com

经　　销：全国各地新华书店
印　　刷：广西桂川民族印刷有限公司
开　　本：889 mm×1194 mm　1/16
字　　数：322.6千字　　　　　印　　张：15
版　　次：2023年12月第1版　　印　　次：2023年12月第1次印刷
书　　号：ISBN 978-7-5551-2125-1
定　　价：580.00元

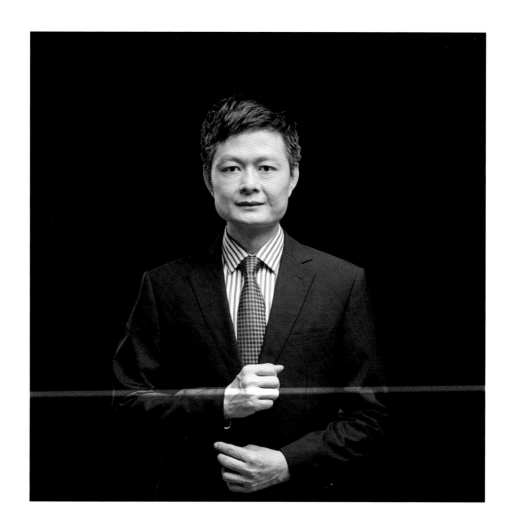

作者简介：韦文峰，医疗美容外科副主任医师。广西医师协会美容与整形医师分会常委，广西整形鼻分会常委。具有19年的医疗美容外科实践经验，在工作中总结出了一套雕形（态）、雕神（态）、雕韵（态）三者合一的医疗美容审美设计和技术的理论系统。最先把视错觉运用在医疗美容雕塑的审美设计中，首创脂肪移植技术中的点、线、面的雕塑技术，将面部轮廓的雕塑系统化、简单化和可操作化，为医疗美容外科的发展做出了积极贡献。

微信号zdwwf001

序

2007年我进入广西医科大学第一附属医院医疗美容科进修，师从刘庆丰主任医师和韦强主任医师，经过了系统化的学习，对医疗美容有了更清楚的认识。同年，随着瑞蓝2玻尿酸获得国家食品药品监督管理总局（现为国家药品监督管理局）的正式批准进入中国市场，注射微整美容新时代正式开启。这一举措极大地促进了求美者群体的增长，自此，我有幸踏入医疗美容行业的大门，专注于为女性提供高品质的医疗美容服务。瑞蓝2号玻尿酸的微整形受到了广大女性的追捧，为了满足求美者需求，我开始把手术的重心倾斜于，同时兼顾手术项目。微整形上，玻尿酸的优势逐渐显现，如同时运用面部吸脂术则效果更好。

女性对美有清楚的认识和要求，对于手术效果要求完美，虽然医生根据标准方法和经验操作进行手术，但手术效果总会因人而异。微整形手术后在形态和神态上改善的案例非常多，术后效果不佳的案例也不少。有些求美者自述术后脸变精致、年轻，而有些人自述术后脸变臃肿、下垂、发胖等。这引起了我的注意，通过对几万张手术案例照片的对比，以及对网上大量的女性面部图片和现实生活中女性面部的观察，我做出总结：目前手术的方法主要从功能的改善、实际绝对值的变化（比如面部实际绝对值缩短、拉长、绝对值提拉等）来美化面部，即功能性改变美化，存在的问题主要表现在术后不自然；而微整形则改变面部长宽的绝对值和相对值，从视觉角度美化面部，即将视错觉现象运用于医疗美容调整脸型、美化面部，术后面部不自然的问题明显改善。同时在临床实践中，还发现运用视错觉现象进行的审美设计对改善面部整体及局部形态很有效，动态和静态下的面部整体神态都相应得到改善。

为了增强医疗美容的视觉效果，提高求美者的满意度，在良好且成熟的美容技术基础上，应该将医疗美容提升到医疗美容艺术的高度。2013年，我通过在临床上不断改善形态、神态、韵态、衰老态，将这一系列技术融合成了现在的医疗美容艺术。医疗美容艺术括形态的雕塑、神态的雕塑、抗衰老、韵态的雕塑和重构五个部分。

医疗美容艺术的审美设计、构思，应该从韵态审美设计开始，到神态审美设计，最后才是形态审美设计。要做到形（态）、神（态）、韵（态）三者合一，操作需从形态雕塑开始，再到神态雕塑，最后是韵态雕塑。形态雕塑是医疗美容艺术的基础，神态和韵态是医疗美容艺术的升华，三者相辅相成。作为初学者，从神态和韵态的审美设计开始构思将要雕塑的作品，是非常困难的。只能先从形态的审美设计和形态的雕塑开始，从简入繁，循序渐进，最终升华到神态和韵态合一的医疗美容艺术阶段。

有许多医疗美容工作者认为美没有标准，医疗美容术后求美者满意就是美的标准。我认为这非常不利于医疗美容的进步。美没有标准但有共识，明星、名媛是大多数人公认的美女，她们中绝大多数人的脸型是瓜子脸、鹅蛋脸和心形脸，而鲜有倒三角形脸、正方形脸。根据这些共识，我们在临床上先按瓜子脸、鹅蛋脸的脸型来雕塑，熟练后再拓展各种脸型的雕塑，达到个性化雕塑的阶段。

如何才能获得更好的形态的审美设计和形态的雕塑效果？

本书主要是介绍软组织的雕塑，以及面部轮廓的术前审美设计。为了更好地让读者了解陈述的内容，书中配有大量的图片加以说明，在本书各章之间渐进性展开。

为了便于区分正面立体的什么位置投影构成正面的轮廓，我提出了"青春线"的概念。青春线为前后两条，它们各圈起了一个面，这两个面的变化可以塑造不同的脸型。这是面部轮廓构成的基础，也是本书轮廓审美设计构思的基础。

视错觉普遍存在于我们的身边，正是由于视错觉的存在，使得许多我们认为医疗美容技术不可能改变的问题，可以得到轻松的解决。比如额头宽大，按传统的手术，不可能开刀切除和削骨来改窄，但综合运用平面立体视错觉、长短胖瘦视错觉等，再利用脂肪移植就可以轻松来改窄。此外还有长脸改短、宽颧弓改窄、下颌角宽大改窄等都可以运用视错觉改善。更重要的是，当我们认识到面部轮廓是由青春线的投影所构成，并理解视错觉的影响时，在雕塑面部轮廓的过程中，就能避免将面部雕塑得过长或过宽。

在面部形态审美设计一章中，我引入了许多新的名词，比如绝对拉长、绝对缩短、相对拉长、相对缩短、绝对移位、相对移位等。理解这些概念对于视错觉如何运用于面部轮廓的雕塑也很重要。同时，本章收录了在大量的临床实践中总结出"十字架设计模型+双平面设计模型"的审美设计构思理念，大大降低了审美设计难度。

面部轮廓的审美设计至关重要，技术运用同样不可或缺。为了提升手术品质，在技术运用章节中，我基于多年的实践经验，优化了多项技术及器械，并创新性地提出了多个新概念。在脂肪吸取采集方面，我引入了脂肪分层定位处理技术，这一创新显著提升了吸脂效率、出脂速度及脂肪细胞的存活率，同时有效降低了吸脂并发症的风险。在脂肪移植雕塑方面，我详细阐述了面部各亚单位脂肪移植的详细步骤，包括水分离方法、脂肪移植的层次、进针点的选择及移植手法等，通过结合脂肪堆积与提升高度的精妙运用，我们得以实现"点、线、面"相结合的面部雕塑艺术，更精准地将视错觉原理融入面部轮廓的雕塑之中。在面部雕塑吸脂技术方面，我也进行了详尽的介绍，包括面部各亚单位吸脂的水分离方法、肿胀液的注射技巧、进针点的选择及吸脂手法的优化等，同时，我还融入了多种操作技巧，以进一步提升手术的安全性与效果。

总之，本书主要阐述了面部大的轮廓雕塑的审美设计和技术运用。审美设计的理念可用于整体，也可用于局部各亚单位；技术上侧重于软组织的雕塑，为了得到更佳的雕塑形状，有时会加入非软组织的雕塑技术。形态学上的雕塑是医疗美容艺术的入门砖，要真正进入医疗美容艺术创造性领域，还需学习神态、韵态的审美设计和雕塑技术。

在此感谢我的恩师广西医科大学第一附属医院刘庆丰教授和韦强教授一直以来对我工作的支持，本书的顺利出版离不开他们的帮助。由于个人水平有限，加上时间仓促，本书难免有不足之处，恳请广大读者批评指正！

目录
C O N T I E N T S

医疗美容艺术

面部轮廓雕塑

第一章 面部轮廓的基础构成

面部形态雕塑包括面部轮廓的雕塑和各亚单位的形状雕塑。不同的点、线、面构成了不同的人体面部形态。面部的轮廓是由骨骼和附着于骨骼之上的软组织构成。人们的面部轮廓不尽相同，其构成是偏骨性还是偏组织性因人而异，传统的面部轮廓调整偏向骨骼调整。现在的技术可以只对面部轮廓的软组织（如脂肪移植和面部吸脂）进行调整，就能让许多爱美人士得到他们想要的面部轮廓，而且风险低许多。

正面轮廓的调整，在医疗美容技术中是雕塑青春线实现术前设计的面部轮廓。雕塑青春线是调整面部轮廓的非常重要的一个环节。

青春线、少女线、美人沟是构成立体面部轮廓的基础，三者和谐统一是医疗美容艺术雕塑面部脸型的关键。

第一节　青春线

一、青春线的定义

青春线的定义：在正面轮廓的雕塑中，方便正面观下构成各种脸型的面部轮廓线的雕塑，正面观时在面部的前后人为设置两条周边线，称为青春线。为了方便描述，本书将这两条前后周边线分别称为前青春线和后青春线。

设置上，后青春线相对固定：在发际线最高点沿着两侧发际线的边缘向下→耳前与面部交际线→下颌缘线→下颏最低点围成的周边线。在不同的个体中，后青春线都是完整闭环的实线。如图1-1A中的红色实线是正面观下的后青春线的走向，图1-1B中的红色实线是侧面45度时后青春线的走向。

前青春线位置多样，而且比较复杂。它的前后位置变动幅度大，在不同个体中，前青春线可能是闭环的实线，也可能是不闭环的实线。图1-1A中的红色虚线是正面观下的前边青春线的走向，图1-1B中的红色虚线是侧面45度时前青春线的走向。在特殊情况下，前青春线非常模糊，甚至无法标记（比如圆脸型）。

前后两条青春线圈起来的平面，是面部轮廓线双平面审美设计的基础，是视错觉现象运用于面部轮廓重塑的基础。（具体内容详见"视错觉现象"章节）。青春线可以是动态的，也可以是静态的。

轮廓线的定义：正面观时，面部照相后由立体的面部变为平面的面部，照相后平面的面部周边线就是正面轮廓线。或正面观时，人脸部的周边由立体影相变成平面影相，平面影相的周边线就是正面轮廓线，如图1-1C蓝色实线所示。

脸型的定义：正面观由两侧轮廓线围成的图形，此图形的不同形状构成了不同人的脸型。

A

B

C

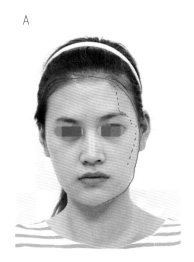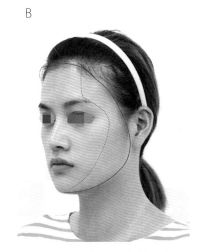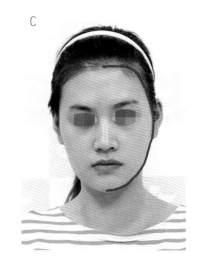

图1-1 青春线和轮廓线

（一）青春线与轮廓线的关系

正面观，前后两条青春线的投影构成正面的轮廓线。前后两条青春线都是连续的实线，而轮廓线可以是连续的实线，也可以是由前后青春线一部分（即最向外凸出的青春线各段）投影构成的实线。

不做表情时，正面轮廓线在正位只有一条轮廓线。构成正面轮廓线的青春线可以只有一条，如图1-1C蓝色实线所示。正面轮廓线由图1-1A和图1-1B中的红色实线所示的后青春线投影构成，也可以由两条青春线投影构成。如图1-2红色实线所示的前青春线的一段与红色实线所示的

A

B

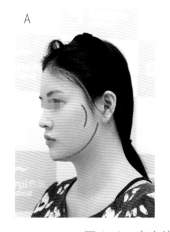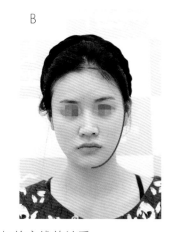

图1-2 青春线与轮廓线的关系

后青春线的两段构成了图1-2B蓝色实线所示的正面轮廓线。

　　在医疗美容中，我们通过前后青春线的组合变化，可以达到想要的轮廓线围成的脸型。图1-1、图1-2是同一个人，图1-1为术前，图1-2是脂肪移植术+面部吸脂术后3年9个月。术前正面轮廓线由一条后青春线构成，术后的正面轮廓线由前后两条青春线投影构成。

　　青春线有活动状态下的动态青春线，也有放松状态下的静态青春线。

　　每个人的轮廓线都不是相同的，同一个人不同角度的轮廓线也不是相同的。对刚开始接触面部形态雕塑的医生来说，临摹正面放松状态下的轮廓线，在医疗美容上具有非常重大的意义。同时对医生开创各种各样的神态风格，也具有非常重大的意义。

　　正面静态下的两侧轮廓线，左右连接就构成了正面脸部的轮廓，决定着每个人的脸型。一条或两条青春线投影构成的正面轮廓线，如果像瓜子的形状即构成瓜子脸，如图1-3A蓝色实线所示的正面轮廓线，是由图1-3B中的红色实线所示的前后两条青春线的各一部分实线投影构成，图1-3C是标准的瓜子脸；如果像鹅蛋的形状即构成鹅蛋脸，如图1-4A蓝色实线所示的正面轮廓线，是由图1-4B中的红色实线所示的前后两条青春线的投影构成，图1-4C是标准的鹅蛋脸；如果像卵圆石的形状即构成卵圆脸，如图1-5A蓝色实线所示的正面轮廓线，是由图1-5B中的红色

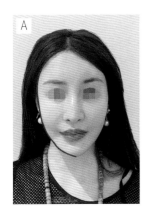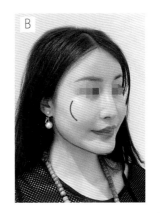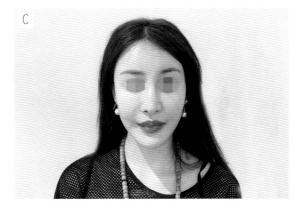

图1-3　瓜子脸的轮廓线和青春线

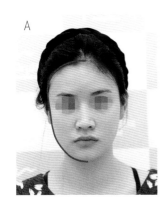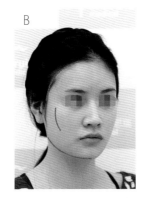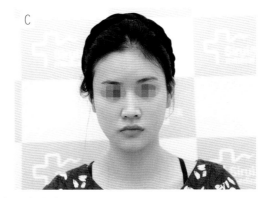

图1-4　鹅蛋脸的轮廓线和青春线

实线所示的前后两条青春线的投影构成，图1-5C是标准的卵圆脸。

青春线投影构成的轮廓线有圆滑的线条，也有不规则的线条。圆滑的青春线投影构成的轮廓线让人看起来较温柔、和蔼，如图1-4所示；不规则的青春线投影构成的轮廓线使人看起来比较生硬、冷淡，如图1-6所示。

前后两条青春线投影构成的轮廓线两侧基本对称，可以构成瓜子脸、鹅蛋脸、心形脸、菱形脸、卵圆脸、圆脸等脸型。前后两条青春线投影构成的轮廓线两侧明显不对称，可能会造成大小脸，如图1-7右脸中下部明显比左脸大。阴阳脸、高低脸、前后旋转脸（可以是左脸向前右脸向后，也可以是右脸向前左脸向后旋转），如图1-8所示。向一侧弯曲的月亮脸，如图1-9所示。

青春线投影构成的轮廓线在人脸上可以表现为生动或者僵硬、精神或者木讷、年轻或者衰老，具体详见"面部形态审美设计"的章节。

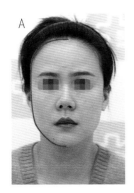
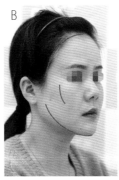
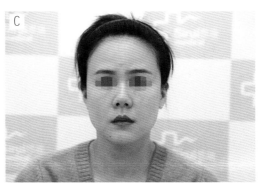

图 1-5 卵圆脸的轮廓线和青春线

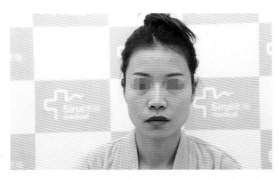
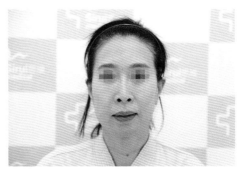

图 1-6 不规则的青春线投影构成的轮廓线　　　图 1-7 两侧明显不对称的轮廓线

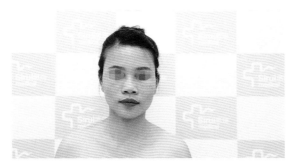
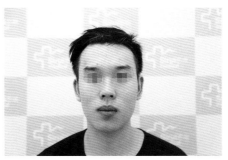

图 1-8 高低脸　　　　　　　　　　　　图 1-9 月亮脸

（二）青春线具体的表现形式

1.青春线在上面部的表现形式

（1）从眉弓向上到发际线高光区的连线，图1-10A中两侧隐约可见的棱角和高光线，如图1-10B红色实线所示的前青春线。

（2）上面部发际线与皮肤交会的连线，图1-11A是原图，如图1-11B红色实线所示的后青春线。

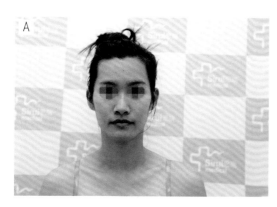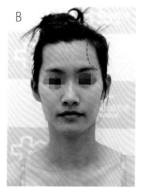

图 1-10　前青春线在上面部的表现形式

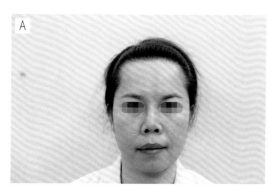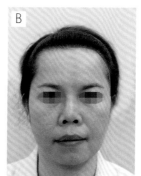

图 1-11　后青春线在上面部的表现形式

2.青春线在中面部的表现形式

（1）前青春线位于颧弓前1/3段处，并投影构成的正面轮廓线，如图1-12A蓝色实线所示正面轮廓线，是由图1-12B位于颧弓前1/3段处红线所示前青春线投影构成的，图1-12C是原图的正面轮廓。

（2）前青春线位于颧弓中1/3段处，并投影构成的正面轮廓线，如图1-13A蓝色实线所示正面轮廓线，是由图1-13B位于颧弓中1/3段处红线所示前青春线投影构成的，图1-13C是原图的正面轮廓。

（3）后青春线位于颧弓后1/3段处，并投影构成的正面轮廓线，如图1-14A蓝色实线所示正面轮廓线，是由图1-14B位于颧弓后1/3段处红线所示后青春线投影构成的，图1-14C是原图的正面轮廓。

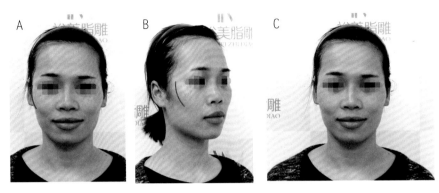

图 1-12　前青春线位于颧弓前 1/3 段处的表现形式

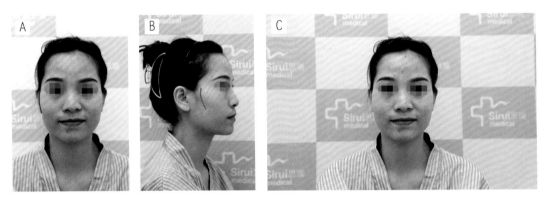

图 1-13　前青春线位于颧弓中 1/3 段处的表现形式

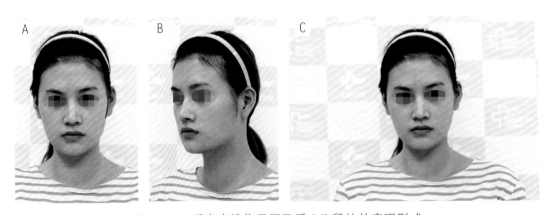

图 1-14　后青春线位于颧弓后 1/3 段处的表现形式

3.青春线在下面部的表现形式

（1）颧弓向下连线，位于下颌角区，再到下颏最下部，如图1-15A蓝色实线所示的正面轮廓线，是由图1-15B红线所示的后青春线投影构成，图1-15C是未画线的正面轮廓。

（2）颧弓向下，位于下面部前1/3段和后1/3段之间的中1/3段脸颊，再到下颏最下部，如图1-16A蓝色实线所示的正面轮廓线，是由图1-16B红线所示的前青春线投影构成，图1-16C是未画线的正面轮廓。

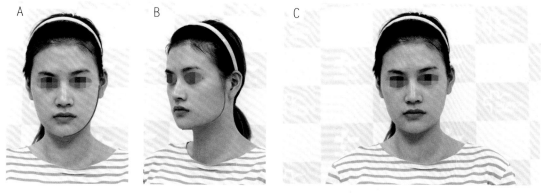

图 1-15　后青春线在下面部的表现形式

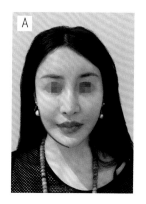 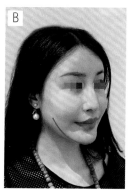 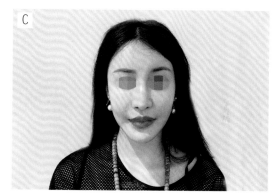

图 1-16　前青春线在下面部中 1/3 段的表现形式

（3）颧弓向下，位于下面部的前1/3的段区域内，再到下颏的最低点，如图1-17A蓝色实线所示的正面轮廓线，是由图1-17B红线所示前青春线投影构成的，图1-17C是未画线的正面轮廓。

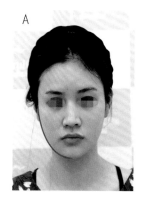 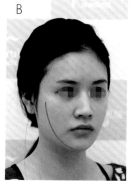 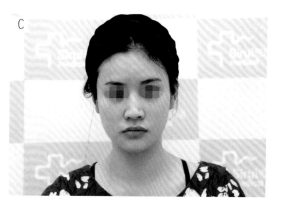

图 1-17　前青春线在下面部前 1/3 段的表现形式

青春线投影构成的正面轮廓线的雕塑主要由额顶—额颞衔接区—颞区—颧弓—颧弓下凹陷—下颌角区—面颊—颊沟下颏的填充和（或）颧弓区、面颊、下颌角区吸脂共同打磨而成。

作为医疗美容工作者，我们应该从大众比较认可的鹅蛋脸正面轮廓线开始实践，待熟练掌握鹅蛋脸正面轮廓线的雕塑后，再逐渐过渡到各个脸型的青春线的操作。

正面轮廓线的雕塑在医疗美容中非常重要，就好比家居的装修风格的设计，没有定好家居的风格是欧式、中式或现代式等，后面所添加的家具就很难选择。

（三）常用的几种青春线走向路径雕塑面部轮廓

（1）额顶→发际线→颧弓中段或（和）颧弓后段→面颊中段→下颏，此走向路径常用于将要雕塑成瓜子脸、鹅蛋脸、心形脸、卵圆脸的轮廓雕塑路线。如图1-1和图1-2所示的青春线的雕塑。

（2）额顶→发际线→颧弓后段→面颊后段→下颏。此路径走向常用于长脸改短脸。如图1-18A蓝色实线所示的正面轮廓线，是由图1-18B红线所示的侧面后青春线在正面投影构成。

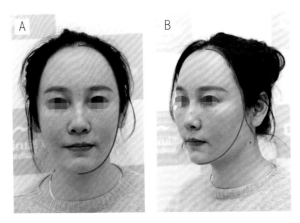

图 1-18　常用于长脸改短脸的路径青春线走向示例

（3）额顶→发际线+隐约可见眉弓上额头线→颧弓前段或颧弓中段→面颊中段→下颏。此路径走向常用于宽脸改小脸，如图1-19所示。

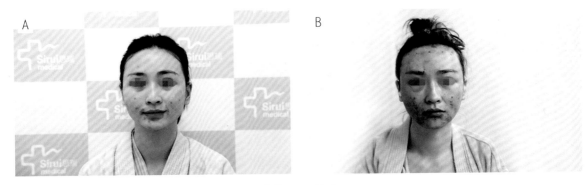

A. 术前，B. 术后。

图 1-19　常用于宽脸改小脸的路径青春线走向示例

青春线可分为线条流畅、少弯曲、无棱角的青春线，如瓜子脸、鹅蛋脸、卵圆脸、菱形脸、心形脸等的青春线；线条多弯曲、有棱角的青春线，如国字脸、长方脸、骨感脸、中性脸（指男女都有的脸型）等的青春线。

（四）青春线的雕塑在医疗美容艺术中的作用

（1）确定整个面部的正面轮廓。两侧前后青春线投影构成的正面轮廓线所圈起来的图形就是面部的轮廓。

（2）在上面部前后青春线的雕塑，用来调整或改变上面部的长度、宽度。比如长额头改短、短额头改长，宽额头改窄、窄额头改宽，尖的或方形额头改半球形额头。如图1-20A术前的方额头和图1-20B红线所示的方额头，术后改为图1-20C半球形额头和图1-20D红线所示的半球形额头。

（3）在中面部的青春线的雕塑，用来调整或改变中面部的宽度、长度、外侧形态。比如宽的中面部改为窄的中面部，窄的中面部改为宽的中面部；不规则或方形改为鼓形，鼓形改为方

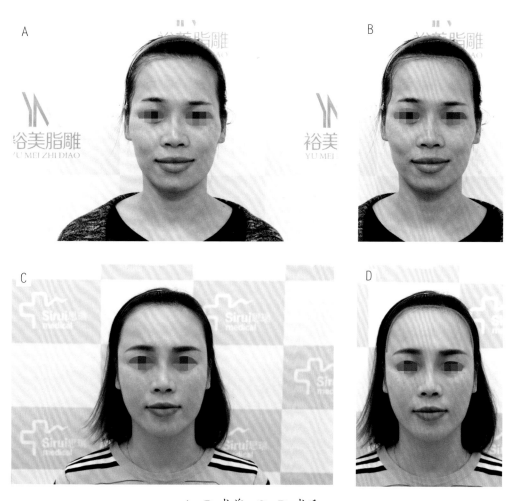

A、B. 术前，C、D. 术后。

图 1-20　上面部青春线的雕塑在医疗美容艺术中的应用案例

形；长的中面部改成短的中面部，短的中面部改成长的中面部。图1-21A术前的中面部视觉上偏短，而经脂肪移植术后图1-21B中面部视觉被拉长。

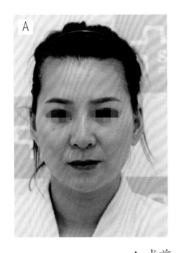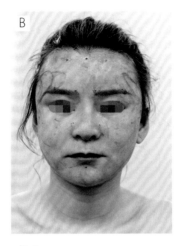

A. 术前，B. 术后。

图 1-21　中面部青春线的雕塑在医疗美容艺术中的应用案例

（4）在下面部的青春线雕塑，用来改变两侧面颊的宽度、长度和形态。比如宽的下面部改变为窄的下面部，窄的下面部改变为宽的下面部；长的下面部改为短的下面部，短的下面部改成长的下面部。图1-22A术前的下面部视觉上偏短而宽，而经脂肪移植术后图1-22B下面部视觉被拉长变窄。

（5）用来改变气质、风格等。

（6）用来改善面部衰老化，抗衰提升面部。

与绘画和泥雕一样，如果没有多变的手法创造多变的形态，风格就不会存在，也就谈不上艺术。而医疗美容技术如果只能雕塑单一的形态就不可能有多变的神态，没有多变的神态也就谈不上医疗美容艺术。

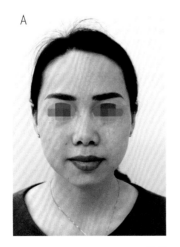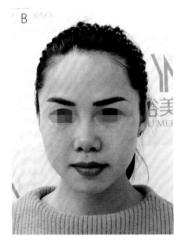

A. 术前，B. 术后。

图 1-22　下面部青春线的雕塑在医疗美容艺术中的应用案例

二、青春线的审美设计及雕塑方法

（一）青春线的设计原则

青春线的审美设计是非常复杂的，考虑的因素非常多。在医疗美容艺术中主要从3个方面考虑：形态雕塑、神态雕塑、抗衰老提升雕塑。本书主要围绕形态雕塑展开。

（1）整体设计原则。经过面部两侧前后青春线的整体设计，就能投影构成一个将要雕塑成的轮廓。经过前后青春线多变的调整，就能设计出多样化的脸型。同时调整各亚单位的形态、神态、风格与整个轮廓相协调，有利于面部的个性化风格定制。

整体设计以正面部的上下长度（包括术前的实际长度或调整后的实际长度）与上、中、下面部的最宽尺度（包括术前的实际宽度或调整后的实际宽度）搭起的"丰"字结构，根据两侧前后青春线投影构成的正面轮廓线，可以围成图形的长度与宽度的变化组合构成的可能脸型，从中选择一个脸型来设计前后两侧青春线的走向。

（2）如果不能整体设计，求美者只是几个亚单位的脂肪移植或面部吸脂，设计时选择同等条件下，既能抗衰老，又能解决面部形态的最优方案，以此设计局部前后两侧青春线的走向。此设计很难有个性化风格。

（3）设计出的两侧前后青春线投影构成的正面轮廓，尽可能上面部比下面部宽。这样不仅符合当下大多数人认可的脸型（如瓜子脸、鹅蛋脸），也符合年轻化的规律，因为人们随着年龄的增长，下面部会越来越宽大。

（4）设计的前后两侧青春线尽可能对称。两侧青春线越对称面部的脸型越好看，不对称就可能出现大小脸、高低脸、月亮脸等。

（5）可塑性原则。将要雕塑的两侧前后青春线投影构成的正面轮廓线，是此次手术可以雕塑出来的青春线，不是凭空想象的线条。

（二）青春线的审美设计

面部两侧前后青春线投影构成的正面轮廓的审美设计，在医疗美容雕塑形态学中是一个必备的技能。审美设计是非常复杂的，考虑的因素非常多，不仅要参考求美者想要雕塑的形态，还要参考求美者将要雕塑的神态和韵态，还要参考医疗美容工作者能做到术后重构的效果，等等。

雕塑两侧前后青春线投影构成的正面轮廓是面部轮廓调整的基础，也是脂肪移植和面部吸脂术的基础，要求每位医疗美容医生都要熟练掌握。

每位求美者的术前审美设计可以设计多个面部脸型，鹅蛋脸或类鹅蛋脸是大多数求美女士都比较认可的脸型。作为医疗美容医生，从鹅蛋脸或类鹅蛋脸的两侧前后青春线投影构成的正面轮廓进行审美设计和操练，是比较容易临摹和学习的。为方便解说，在此以鹅蛋脸为例，说明两侧前后青春线投影构成的正面轮廓是如何审美设计和操作的。待鹅蛋脸或类鹅蛋脸的雕塑熟练掌握后再慢慢学习其他脸型的雕塑，对面部形态雕塑的学习来说是不错的选择。

两侧前后青春线投影构成的正面轮廓的雕塑有许多种手术方法，在这里主要介绍的是以脂肪移植术和面部吸脂术等方式的轮廓雕塑。

作为初学者或技术提升者，首先要从两侧前后青春线投影构成的正面轮廓的形态雕塑开始。两侧前后青春线投影构成的正面轮廓形态雕塑设计主要采用排除法，即定好中面部的可塑性宽度（为颧弓间的距离，或是颧弓区脂肪移植后比原宽度宽，或颧弓区吸脂比原宽度窄）和面部的可塑性长度［额顶或（和）下颏填充加长］之比例，在合理比例内相近似的脸型下，把上、下面部的合理宽度，都包含在两侧前后青春线投影构成的正面轮廓线围成的脸型之上，得出可雕塑的脸型。

（三）青春线的审美设计体位

双眼平视、两手放松于两侧的站立位。不建议坐位或卧位。

（四）脂肪移植雕塑青春线的审美设计

1.脂肪移植雕塑青春线来调整面部轮廓的步骤

（1）审美设计。首先是根据两侧颧骨间的最宽处，定中面部的宽度。这个宽度可能是原先实际宽度，图1-23A、B术前红线间的实际宽度与图1-23C、D术后红线间的实际宽度是相等的；也可能是脂肪移植术后加宽的宽度，图1-24A术前红线间的实际宽度比图1-24B术后红线间的实际宽度窄许多；也可能是运用视错觉现象后相对变宽或变窄的宽度，图1-25A术前红线间的实际宽度与图1-25B术后红线间的实际宽度是相等的，但视觉上术前的宽度比术后的宽度变窄了许多。

（2）根据面部正中的最高点和最低点确定面部的长度。这里的长度是可变的，它可能是原先的实际长度，图1-26A术前红线间的实际长度与图1-26B术后红线间的实际长度是相等的；也可能是脂肪移植后加长的长度，图1-27B术后的实际长度比图1-27A术前实际长度加长了许多；也可能是脂肪移植后运用视错觉现象相对变长或变短的长度，图1-28B与图1-28A运用视错觉现象长度相对变短，术前与术后实际长度相同，但视觉上术后的长度比术前的长度缩短了许多。

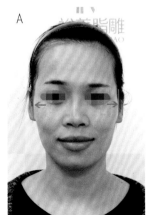 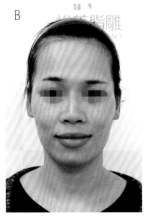 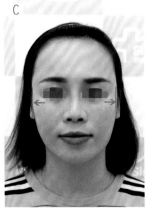 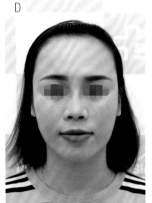

A、B.术前，C、D.术后。

图1-23 脂肪移植术后中面部实际宽度不变的示例

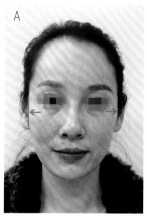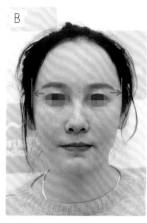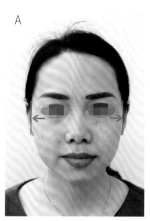

A. 术前，B. 术后。

图 1-24　脂肪移植术后中面部宽度变宽的示例

A. 术前，B. 术后。

图 1-25　脂肪移植术后中面部变宽宽度不变，但视觉上变窄的示例

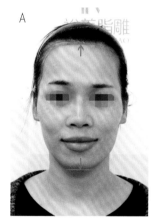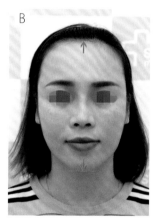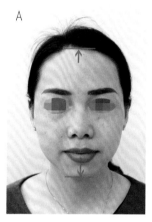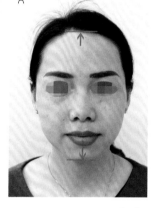

A. 术前，B. 术后。

图 1-26　脂肪移植术后面部长度不变的示例

A. 术前，B. 术后。

图 1-27　脂肪移植术后面部长度变长的示例

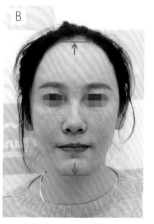

A. 术前，B. 术后。

图 1-28　脂肪移植术后面部实际长度不变，但视觉上变长的示例

（3）根据改变的或没有改变的面部长宽的比例，设计将要雕塑的正面轮廓线，运用脂肪移植术雕塑面部轮廓。在面部的两侧尽可能多地画出标志线，把上、中、下面部最宽处的标志线在中心连接成一条曲线，在曲线内凹陷的区域就是脂肪移植的区域，如图1-29（蓝色实线大圈为轮廓线，小红圈为填充区域）术前构思没有改变面部长宽的比例，术前将要雕塑的轮廓线内的小红圈就是术中将要脂肪移植的区域。如图1-30（蓝色实线为轮廓线，小红圈为填充区域）术前构思把下面部拉长，改变面部长宽的比例使面部符合鹅蛋脸的长宽比例，术前将要雕塑的正面轮廓线内的小红圈，就是术中将要脂肪移植的区域。如图1-31（蓝色实线为轮廓线，小红圈为填充区域）术前构思把中面部拉宽，改变面部长宽的比例使其符合鹅蛋脸的长宽比例，术前将要雕塑的正面轮廓线内的小红圈，就是术中将要脂肪移植的区域。

注意，审美设计时要把上、中、下面部的最宽处包含在青春线投影构成的轮廓线上或轮廓线内，若在青春线投影构成的轮廓线之外就不能构成一条圆润的曲线。

对于初学者运用面部脂肪移植，脂雕两侧前后青春线投影构成的正面轮廓，建议刚开始时不运用复杂的视错觉来雕塑面部轮廓，应根据自己力所能及的、根据面部的绝对长与宽来审美设计青春线，待熟悉掌握后再慢慢融入视错觉来审美设计青春线。

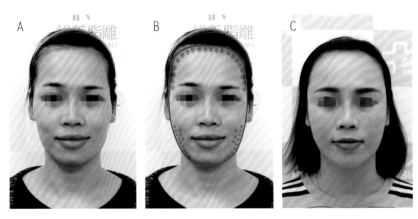

A. 术前，B. 术前构思图，C. 术后。

图1-29 脂肪移植没有改变面部长宽的比例的示例

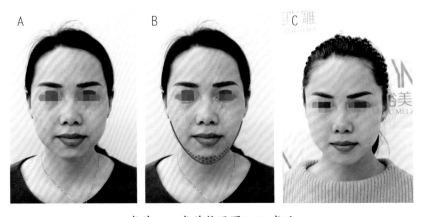

A. 术前，B. 术前构思图，C. 术后。

图1-30 脂肪移植下面部拉长的示例

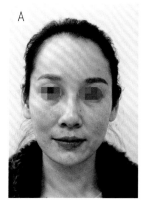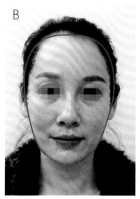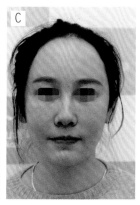

A. 术前，B. 术前构思图，C. 术后。

图 1-31 脂肪移植中面部拉宽的示例

2.面部吸脂术雕塑青春线的审美设计

面部吸脂雕塑青春线调整面部轮廓的步骤如下。

（1）审美设计。首先根据两侧颧骨间的最宽处，定中面部的宽度。这个宽度可能是原先实际宽度，在图1-32B术前构思图中，蓝色实线大圈是将要雕塑的轮廓线，面中部实际宽度没有改变，轮廓线外标记红色"××"为将要吸脂的区域；也可能是面部吸脂术后实际宽度缩窄，图1-33B（蓝色实线大圈为轮廓线）术前构思图的颧弓外侧区画线的红色"××"是术后将要吸脂的区域，术后的实际宽度比术前的实际宽度窄了许多。

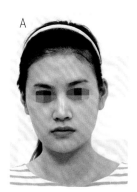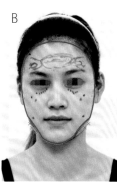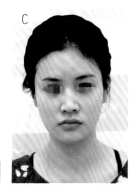

A. 术前，B. 术前构思图，C. 术后。

图 1-32 面部吸脂术后中面部实际宽度没有改变的示例

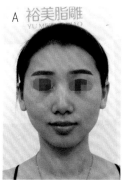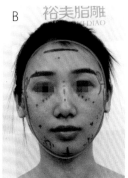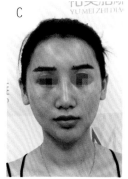

A. 术前，B. 术前构思图，C. 术后。

图 1-33 面部吸脂术后中面部实际宽度变窄的示例

（2）根据面部正中的最高点和最低点确定面部的长度。面部吸脂术运用对面部的长度可塑性比较差，它几乎是原先实际的长度，视错觉现象的变化相对有限。

（3）根据改变了的或没有改变的面部的长宽比例，设计将要雕塑的正面轮廓线，运用面部吸脂术雕塑面部轮廓。这里能改变的只是中、下面部，上面部为无脂肪区或少脂肪区，吸脂对上面部无意义。设计将要雕塑的正面轮廓线，并在面部两侧尽可能多地画出标记，把中、下面部的标记线在中心连接成一条曲线，图1-32B轮廓线外凸出的区域就是面部吸脂的区域。

（五）面部脂肪移植术和面部吸脂术的审美设计

审美设计主要考虑额头宽度、颧骨间宽度、下颌角间宽度、额顶向上延长和下颏向下延长五点。

（1）预判能雕塑的颧骨间宽度。这个宽度是可变的宽度，包括颧骨间原实际宽度及术后变宽或变窄的宽度，图1-34B（蓝色实线大圈为轮廓线）颧弓区吸脂术中缩窄后的颧骨间实际宽度+脂肪移植术中运用视错觉，将要缩窄的颧弓间视觉宽度以尽可能缩窄中面部。

（2）构思额头到下颏最低点间可能雕塑的长度。这个长度是可变的长度，它可以是原先额头到下颏最低点连线的原实际长度，也可能是脂肪移植术和面部吸脂术中将要延长的实际长度，也可能是综合利于视错觉变化后的变化视觉效果长度（具体详见"视错觉现象"章节）。

（3）根据改变的或没有改变的面部长宽比例，设计将要雕塑的两侧前后青春线投影构成的正面轮廓线，运用脂肪移植术和面部吸脂术雕塑可能面部轮廓中的一个。

在正面部轮廓线的两侧尽可能多地画出标志线，把上、中、下面部两侧最宽点的标志线在中心连接成一条曲线，在曲线内凹陷的区域就是脂肪移植的区域，在曲线外凸出的区域就是面部吸脂的区域。图1-34B术前构思图所标记的蓝色实线是将要雕塑的轮廓线，中面部实际宽度有改变，轮廓线外标记红色"××"为将要吸脂的区域，轮廓线内标记红色"oo"为脂肪移植区域，并做好脂肪移植区和面部吸脂区的标记。

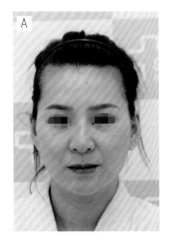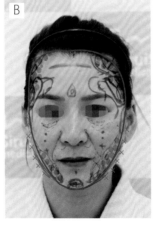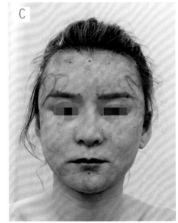

A. 术前，B. 术前构思图，C. 术后。

图1-34 面部脂肪移植术和面部吸脂术的审美设计示例

（六）青春线投影构造轮廓线的雕塑技术

脂肪雕塑青春线投影构造轮廓线的技术有3种方法：脂肪移植术雕塑青春线、面部吸脂术雕塑青春线、脂肪移植术+面部吸脂术雕塑青春线。

1.脂肪移植术雕塑青春线投影构造轮廓线

脂肪移植术是根据面部轮廓的审美设计需求，填充额头、额颞衔接区、颞区、颧弓区、颧弓下凹陷、面颊区和下颌来雕塑两侧前后青春线投影构成的正面轮廓，如图1-35所示。

以上填充区域不是每位求美者都需要，而是在审美设计时，预计将要雕塑脸型的两侧前后青春线投影构成的正面轮廓在设计时勾画出来，在勾画好的两侧前后青春线投影构成的正面轮廓线内凹陷的区域做好标记，这就是将要填充的部位。

各亚单位具体如何填充，详见各亚单位脂肪移植雕塑章节。

另外，脂肪移植术雕塑青春线要注意的事项如下：

（1）按自己的技术能力设计将要雕塑的两侧前后青春线投影构成的正面轮廓线，每种脸型的上、中、下面部的宽度比例不尽相同，应尽可能做到上、中、下面部的宽度比例协调。

（2）面部的长宽比例按脸型调整可以达到较理想的比例。

整体设计、局部设计操作有各自的特点。总的来说，整体设计和操作时，脂肪移植量会偏多一点；如果只是部分局部审美设计和操作，脂肪移植量不建议偏多，刚好适合注射为佳。

2.面部吸脂术雕塑青春线投影构造轮廓线

面部吸脂术是根据面部轮廓的审美设计需求，吸除颧弓区、面颊区、下颌角区、下颌缘下颈区的脂肪来进行雕塑。在审美设计时，将要雕塑的两侧前后青春线投影构成的正面轮廓线勾画好，在勾画好的轮廓线外凸出的部位，即为吸脂的部位。

3.脂肪移植术+面部吸脂术雕塑青春线投影构造轮廓线

脂肪移植术+面部吸脂术是在审美设计时，将要雕塑的两侧前后青春线投影构成的正面轮廓线勾画好，在勾画好的轮廓线内凹陷的区域进行脂肪移植，同时在勾画好的轮廓线外凸出的部位进行吸脂。

第二节　少女线

一、少女线的定义

少女线是指下颌骨在体表的投影线，是从耳根处向下到下颌角，再转折到下颏的最低点的连线，图1-35红线所标记的为少女线。

少女线、侧面青春线与双凸线构成了侧面观，是主要的侧面轮廓线。

少女线是侧脸外观的重要指标。前面我们已经说过，青春线是正面轮廓最重要的医疗美容设计指标，我们定好了整体的大框架后，线条、夹角、各亚单位的美学设计都要与面部轮廓相协调，协调得好就美得自然，不协调就很难谈得上美。

少女线的审美设计属于两侧前后青春线投影构成的正面轮廓线的审美设计。人们的面部轮廓不尽相同，构成是偏骨性还是偏组织性因人而异。因此也有与面部轮廓相对应的偏骨性或偏组织性的少女线。雕塑青春线投影构成的脸型有多种，如瓜子脸、鹅蛋脸、卵圆脸、圆脸、骨感脸等，少女线也有与之相协调的多种形态。

（二）少女线的表现形式

主要由少女线夹角的度数和少女线在下颏最低点的走向（直线或向上翘或向下翘）来决定少女线的形态。

（1）在少女线的审美设计中，按少女线上附着的软组织的多少分为：

①偏骨性少女线，如图1-36所示。

②偏组织性少女线，如图1-37所示。

（2）按少女线夹角的度数分为：

①小于110度的少女线。

②110—145度的少女线。

③大于145度的少女线。

（3）按少女线近下颏段的方位分为：

①下颌缘上翘的少女线。

②下颌缘直线的少女线。

③下颌缘向下走的少女线。

（4）按下颌角与矢面的夹角大小分为：

①下颌角区内收的少女线。

②下颌角区外展的少女线。

（三）少女线夹角

少女线夹角指下颌角区下颌缘转折处在体表投影的夹角。大多数人为135度左右。此夹角面部轮廓比较理想，雕塑的少女线会比较女性化，也与大多数正面轮廓相协调，侧面观脸长度和深度适中。当大于145度，侧面观脸会偏长，深度偏浅；当小于110度，侧面观脸会偏短，深度加深。

正面观脸的长度与宽度比例要与侧面观长度与深度的比例协调一致，正面观脸偏窄要与侧面观脸短浅的比例协调一致，这样的脸型才会协调，才会创作出美感。

少女线夹角适中（110—145度），线条比较柔和，与正面观的鹅蛋脸、心形脸、菱形脸等的脸型比较协调。

少女线夹角大于145度时，与瓜子脸比较协调，但与其他脸型很难协调。

少女线夹角消失常见于肥胖者。

（四）少女线清晰度

①少女线清晰度适中。45度、90度侧面照片观，线条清晰可见，面部与颈部落差明显，下颌缘在体表的投影清晰可见，线条比较流畅柔和、少棱角，少女线附着的软组织质地软硬度适中，硬度如鼻背硬度，如图1-35所示。此类线条与正常身材胖瘦适中的人的脸型相当般配，与两侧

前后青春线投影构成的正面轮廓线比较流畅、柔美的脸型比较般配，如瓜子脸、鹅蛋脸、心形脸、卵圆脸、菱形脸等。

②少女线清晰度过度。45度、90度侧面照片观，线条非常清晰，面部与颈部落差非常明显，界限非常清楚，少女线附着的软组织偏少，质地偏硬，线条比较干硬，有棱角，如图1-36所示。此类线条与偏瘦的人的脸型比较般配，与两侧前后青春线投影构成的正面轮廓线多弯曲、有棱角的脸型较般配，如国字脸、长方脸、骨感脸型等。

③少女线模糊。45度、90度侧面照片观，线条模糊、圆钝，面部与颈部落差小，界限模糊。少女线变粗变大，少女线附着的软组织偏多，质地偏软如唇部，如图1-37所示。此类线条与偏胖的人的脸型比较般配，与颧弓外扩不明显、无高颧骨等面部青春线流畅的脸型般配，如可爱的脸型等。

④少女线消失。45度、90度侧面照片观，线条消失，面部与颈部落差消失，面部与颈部连成一体，少女线附着的软组织极多，质地极软，如图1-38所示。此类线条目前不符合当代人的审美观，如过度肥胖的脸型。

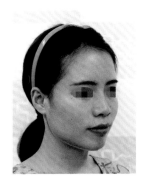 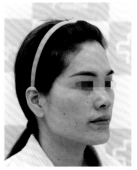 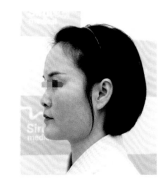 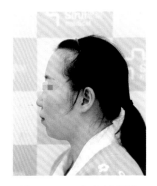

图1-35 少女线　　图1-36 偏骨性少女线　　图1-37 偏组织性少女线　　图1-38 少女线消失

（五）少女线的弯曲度

临床上少女线的弯曲常见有少女线侧面弯曲和底部弯曲。

少女线的弯曲是少女线附着的软组织异常分布或分布不均造成的，皮肤松弛、脂肪异常分布、肌肉异常（如咬肌肥大）等其中的一种或多种因素都可能会造成少女线的弯曲。出现此类弯曲，少女线常表现为线条的不流畅，在临床上表现为衰老、肥胖或咬肌肥大等。

少女线的弯曲度在外侧弯曲和底部弯曲是轻度弯曲，与两侧前后青春线投影构成的正面轮廓线流畅、少棱角的脸型较般配，如瓜子脸、鹅蛋脸、心形脸、菱形脸、卵圆脸等。

较笔直的少女线与两侧前后青春线投影构成的正面轮廓线多弯曲、有棱角的脸型比较般配，如国字脸、长方形脸、骨感脸等。

以上是常见的少女线形态，也是面部侧脸审美设计主要考虑的因素，它们的存在有其合理性。

正面轮廓线、少女线、S线是构成面部立体轮廓的基础，这三者的审美设计做到协调一致，是雕塑面部轮廓的关键。搭配合理、协调一致才会有一个从正面、45度、90度看都美的基础。

二、少女线的设计原则

根据青春线决定的脸型，才能审美设计与之能搭配的少女线。因而先定轮廓线后才能定少女线。

（一）少女线的审美设计

1.少女线的雕塑项目和手术

少女线的雕塑项目和手术有下颏填充、下颏衔接过渡区填充、咀嚼肌前下缘过渡区填充、下颌体下缘填充、耳下下颌区填充、颏下区吸脂、面部吸脂、下颌角区吸脂、下颌缘下（包括下颌体段、下颌角段、下颌支段）颈部吸脂。

2.少女线的审美设计要点

面部脂肪移植术和面部吸脂术中，面部少女线的审美设计主要从4点来考虑：正面轮廓线、少女线的线条走向、少女线的夹角、少女线下颌支段的外展情况。

首先，立位正面设计两侧前后青春线投影构成的正面轮廓线。

其次，根据将要雕塑下面部正面青春线的走向构成的正面轮廓线，在面颊区和耳下下颌区画线标记出来，转到求美者的侧面画出将要吸脂区域或（和）填充区域。注意：此时的标记线可能是要吸除的多余脂肪区域，也可能是软组织容量不足的区域。在脂肪移植术的案例中标记要填充的区域，如图1-39A、B红色区域所示；在面部吸脂术的案例中标记要吸脂的区域，如图1-40A、B红色区域所示；如果是脂肪移植术+面部吸脂术的案例就要同时标记填充的区域和吸脂的区域。

再次，转到求美者的侧脸，沿着下颌骨下外侧缘在面部的体表标记画出下颌骨（包括下颌体、下颌角、下颌支）下外缘缘的位置，标记为将要雕塑的少女线，在少女线下的颈部再标记出吸脂区域，如图1-40C红色区域所示。

最后，在少女线凸起的软组织标记将要吸脂的区域，在少女线不够流畅的凹陷区域［包括下颏衔接过渡区或（和）咀嚼肌前下缘过渡区］标记将要填充的区域。此种案例多见于面部松弛下垂的求美者。

少女线的雕塑，在面部侧脸观美感的提升上占有非常重要的地位，它还是面部与颈部分离的标志。在进行少女线雕塑的同时，还可以利用视错觉来辅助和提升正面轮廓线的雕塑，从而影响正面的视觉效果。

（二）脂肪移植雕塑少女线

脂肪移植雕塑少女线调整侧脸轮廓的审美设计步骤：

首先，根据将要雕塑的两侧前后青春线投影构成的正面轮廓线，勾画前后青春线在下面部的走向。但大多数情况下，下面部的空间不足，轮廓线是无法标记出来的，此时只能在心中勾画好，并记在脑海里，在颧弓区凸起部与将要雕塑的正面轮廓线交叉处做标记。

其次，转到求美者的侧面部，把耳下下颌角区容量不足的区域标记出来，此区域脂肪移植填充后的最外侧点，不应比两侧前后青春线投影构成的正面轮廓线与颧弓交叉点更向外展。

再次，根据将要雕塑的两侧前后青春线投影构成的正面轮廓线定下颏的最低点，此下颏最低

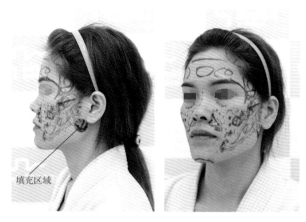

图 1-39　术前填充区域画线

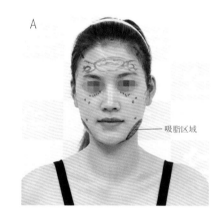
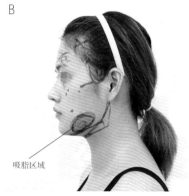
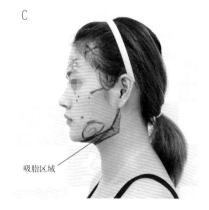

图 1-40　术前吸脂区域画线

点与下颌体最下缘在体表的标志连成一条流畅的线条，并标记出来。

最后，在少女线不流畅的区域做好标记。

脂肪移植雕塑少女线的操作步骤：耳下下颌角区或（和）少女线夹角脂肪移植再造→下颏及下颏最低点与下颌体在体表区的脂肪移植再造→少女线过渡区的脂肪移植填充打磨。

（三）面部吸脂雕塑少女线

面部吸脂雕塑少女线调整侧脸轮廓的审美设计步骤：

首先，根据将要雕塑的两侧前后青春线投影构成的正面轮廓线，以及前后青春线在下面部的走向，画出将要雕塑的轮廓线，如图1-41A蓝线所示。

其次，转到求美者的侧面部，把面颊部或（和）耳下下颌角区所有多余的脂肪区域圈起来，同时在此圈内再圈出最向外展的区域（此圈内的脂肪是重点吸除的部分，之前的大圈是过渡吸脂部位）并标记出来，如图1-41B红色区域是将要雕塑的轮廓线外多余的软组织，术中要将其吸除。医生设计画线时，要不停来回查看求美者的正面和侧面，反复校正所标记吸脂的区域，这样画出的线会比较精准。

再次，沿着下颌骨下外侧缘在面部的体表标记，画出下颌骨（包括下颌体、下颌角、下颌支）下外侧缘的位置，图1-41C红线为将要雕塑的少女线。

最后，在下颌骨标记线下画出将要在颈部吸脂的区域，做好标记，图1-41D红线区域为将要雕塑的少女线外的多余软组织，术中要将其吸除。

面部吸脂雕塑少女线适用于肥胖者、松弛下垂者、部分要求不高的求美者，他们的诉求一般仅为缩小下面部。

面部吸脂雕塑少女线操作顺序：面颊、下颌角区先吸，或少女线下颈部先吸。

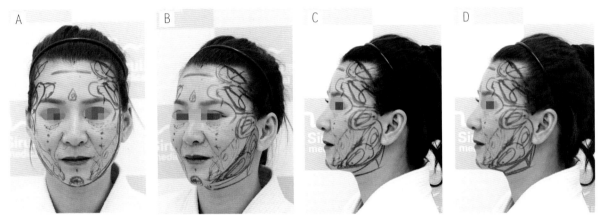

图1-41 面部吸脂雕塑少女线术前画线

（四）脂肪移植+面部吸脂术雕塑少女线

脂肪移植+面部吸脂术雕塑少女线调整侧脸轮廓的步骤：

首先，根据将要雕塑的两侧前后青春线投影构成的正面轮廓线，以及前后青春线在下面部的走向，画出将要雕塑的正面轮廓线，如图1-41A红线所示。

其次，转到求美者的侧面部，把面颊部或（和）耳下下颌角区所有多余的脂肪区域圈起来，同时在此圈内再圈出最向外展的区域（此圈内的脂肪是重点吸除的部分，之前的大圈是过渡吸脂部位）并标记出来，如图1-41B所示。医生设计画线时，要不停来回于求美者的正面和侧面，反复校正所标记吸脂的区域，这样画出的线会比较精准。

再次，沿着下颌骨下外侧缘在面部的体表标记画出下颌骨（包括下颌体、下颌角、下颌支）下外侧缘的位置，图1-41C红线为将要雕塑的少女线。

然后，在下颌骨标记线下画出将要在颈部吸脂的区域，做好标记，图1-41D红线区域为将要雕塑的少女线外的多余软组织，术中要将其吸除。

最后，根据将要雕塑的两侧前后青春线投影构成的正面轮廓线定好下颏最低点，在勾画好的轮廓线内凹陷区域标记为填充区域，如图1-42A、B红色区域所示。将下颌体最下缘在体表的标志连成一条流畅的线条，不流畅有凹陷的区域即为将要填充的区域，并标记出来，如图1-42C红色区域所示。有的时候在耳下下颌角区也要标记出将要填充的区域。

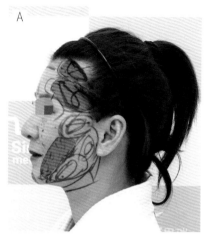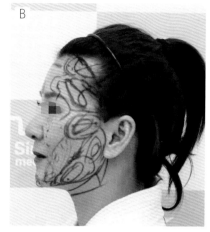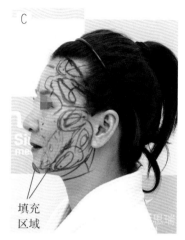

图 1-42　脂肪移植＋面部吸脂术雕塑少女线术前画线

脂肪移植＋面部吸脂雕塑少女线适用于下面部松垮者、部分肥胖者。

脂肪移植＋面部吸脂雕塑少女线操作顺序：下颏及下颏过渡区脂肪填充（下颏衔接过渡区暂先深层填充）→面颊、下颌区、颈部吸脂、下颏下区吸脂→咀嚼肌前下侧过渡区深浅面吸脂和下颏衔接区浅面填充。

第三节　美人沟

一、美人沟的定义

美人沟是指颧弓下，从耳前起到颊沟外侧的一条凹沟。有些人有此沟，有些人无此沟。美人沟可以与颊沟融合，也可不融合，图1-43红线区域为美人沟。

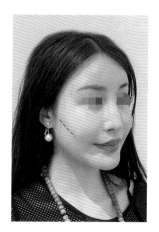

图 1-43　美人沟示例

在不同人群的面部轮廓上，美人沟表达的内涵和意义是不尽相同的。美人沟较深、较长、较宽，使人看上去显得消瘦，或显得成熟，或显得老态。美人沟消失或饱满则使人看上去显得肥胖，或者显得年轻。

怎样的美人沟才是美的？没有统一标准，若符合以下一项或多项的，笔者认为它是比较理想的美人沟。

①在瓜子脸、鹅蛋脸等柔和的脸型中，美人沟可以使正面轮廓线稍微向内凹陷，但不能中断上、下正面轮廓线的流畅性，图1-44中瓜子脸正面的轮廓线连续不中断，而侧面观美人沟明显凹陷，上下中断分割明显。

②在骨感脸型、刚毅脸型的正面轮廓线雕塑中，美人沟必会中断美人沟上、下正面轮廓线的流畅性。

③美人沟的存在，不会使面部显得憔悴、下垂。

④美人沟的存在，使苹果肌的形态和神态与面部轮廓相协调。

美人沟是正面轮廓线雕塑的补充。美人沟调整正面轮廓线的同时，又调整正面轮廓于中、下面部的宽度、窄度，拉长或缩短面部的长度，如图3-2所示。美人沟也参与除苹果肌外下侧线条的走向，缩窄苹果肌下半部，拉伸苹果肌的长度。

二、美人沟的作用

美人沟是正面轮廓线雕塑的补充。

①美人沟模糊或消失，会使中、下面部的青春线加宽，对某些脸型的美起到加分作用，比如鹅蛋脸型等；对某些脸型的美起到减分作用，比如圆脸型、卵圆脸型等。

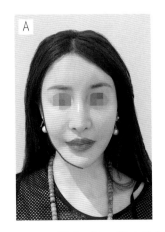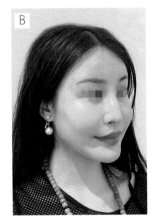

图1-44　美人沟对柔和的脸型的影响

②美人沟的加深，会使骨感脸型更有骨感。在稍胖或者适中的中老年人群中，美人沟加深会加重求美者相貌憔悴、衰老的视觉效果。

第四节　双凸线

双凸线（见图1-45）是构成侧脸前面的弯曲度，是判断正面正中线审美设计时延长的程度是否合适的重要校正指标。

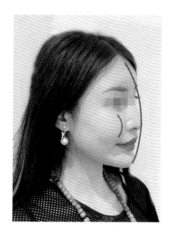

图 1-45　双凸线示例

医疗美容艺术

面部轮廓雕塑

第二章　视错觉现象

视错觉，意为视觉上的错觉，属于生理上的错觉，关于几何学的错觉以种类多而为人们所知。视错就是当人观察物体时基于经验主义或在客观因素干扰下，形成了错误的判断和感知。我们日常生活中所遇到的视错觉的例子有很多。用于人体面部雕塑的视错觉常见有远近视错觉、曲直线视错觉、长短胖瘦视错觉、平面立体视错觉、气球视错觉和十字架视错觉。

第一节 视错觉现象概述

一、远近视错觉

图2-1中地板砖的实际宽度是一样的，视觉上看到的却是远窄近宽。

从图2-1中可以延伸出以下透视现象：要使视觉上图中的远端与近端的地板砖宽度相等或相近，近端的实际宽度必须比远端的实际宽度要窄；当近端的实际宽度缩窄达到某一个宽度时，视觉上远端的宽度与近端的宽度相近、相等或更窄。

远端与近端的实际宽度一样宽，视觉上远端的宽度明显变窄，如图2-2A所示。远端的实际宽度加宽到一定程度时，远端与近端的视觉宽度相等，实际宽度是一个近端窄、远端宽的梯形，如图2-2B所示。图中看似两端一样宽的宽度，其实两端远端的宽度比近端大很多。

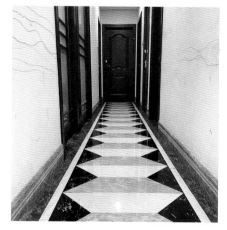

图2-1 地板砖的远近视错觉

图2-3A是术前，图2-3B是脂肪移植术后即刻，额部由大填小的视觉案例。

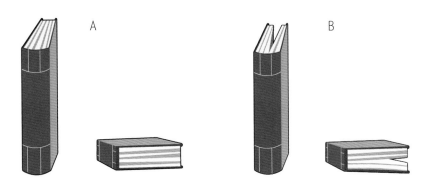

图2-2 书本的远近视错觉

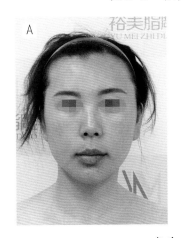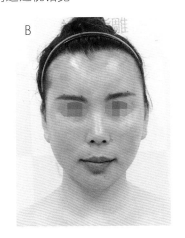

A. 术前，B. 术后。

图2-3 额部由大填小的视觉案例

二、曲直线视错觉

如图2-4A、B所示，两图中的每条线的两端实际距离是相等的，但视觉上曲线两端比直线两端短了许多。如图2-4C所示，三条线从上到下，两端的视觉距离从窄到宽，而实际上三者距离相等。

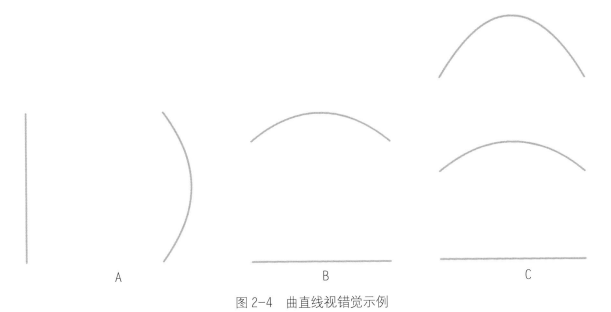

图2-4 曲直线视错觉示例

视觉上曲线两端的距离比直线两端的距离要短，曲线弯曲程度越小，视觉上就越长。这就是曲直线视错觉现象。

临床观察上，长脸或白种人长而小的脸型就是水平面的曲线弯曲程度过小，视觉上脸部宽度过窄，图2-5两个案例术前的脸过长，术后脸变"短"了。

曲直线视错觉在临床上的运用：

①上面部额部植发加宽上面部。

②上面部尖额头改为钝额头加宽上面部，如图2-6A、B所示。

③宽下颌角改小、缩窄下面部的宽度等。图2-6D术后两条曲线的弯曲程度比图2-6C术前曲线的弯曲程度大许多，视觉上两点间距术后比术前的窄。

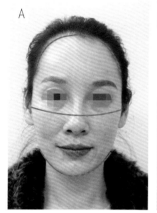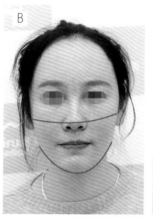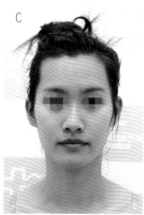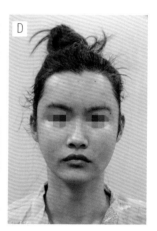

A、C术前，B、D术后。

图 2-5 运用曲直线视错觉使脸变"短"示例

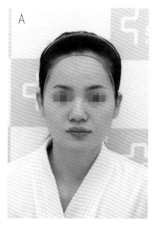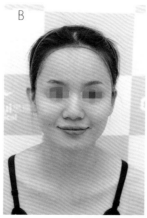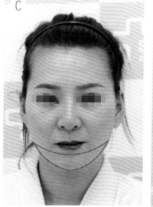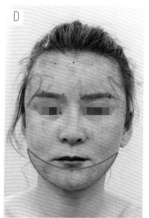

A、C术前，B、D术后。

图 2-6 运用曲直线视错觉使脸变"窄"示例

三、长短胖瘦视错觉

图2-7视觉上，左图要比右图宽胖，但其实它们的实际直径是相等的，只是高度不一样。应用此视错觉现象，可以使胖脸变小。

图2-8B构思图中，蓝线为将要向下延伸的轮廓线，小红圈是将要填充的区域，术后视觉上脸变小了，图2-8A是术前，图2-8C是术后。

图2-9视觉上，左图与右图相比较，左图的脸显得胖短，右图的脸显得瘦长，但其实它们的实际长度（即高度）相等，只是实际宽度不一样。这就是长短胖瘦视错觉现象。

应用此视错觉现象，可以使胖脸变小、长脸改短脸等。

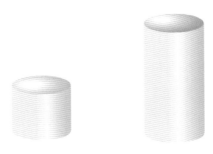

图 2-7　长短胖瘦视错觉示例 1

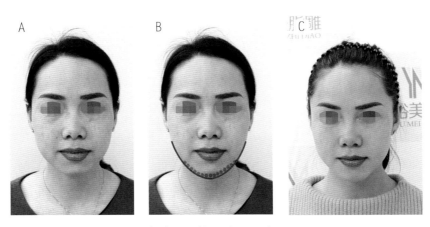

A. 术前，B. 构思图，C. 术后。

图 2-8　运用长短胖瘦视错觉使脸变"小"示例

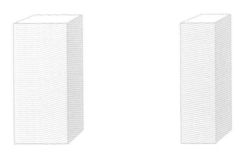

图 2-9　长短胖瘦视错觉示例 2

四、平面立体视错觉

图2-10所示的三个图形中，长方体的实际宽度与梯形体的实际宽度和圆柱体的实际直径相等，视觉上长方体宽度>梯形体宽度>圆柱体宽度。三个图形中的长方体的实际长度与梯形体、圆柱体的实际长度相等，视觉上长方体长度<梯形体长度<圆柱体长度。这就是平面立体视错觉现象。

图2-11从平面到立体逐渐转化的过程中，在实际长度与实际宽度相等的情况下，视觉上三组图中的长度逐渐变长、宽度逐渐变窄。临床上按平面到立体设计进行雕塑修饰脸型，视觉上脸大可以改成脸小；按立体到平面进行雕塑修饰脸型，视觉上小脸可以改成大脸。

平面立体视错觉是由远近视错觉、长短胖瘦视错觉、曲直线视错觉综合演化而来，比如圆柱体的正面是由相同的半圆形曲线弧度的曲线叠加和远近视错的水平面景深构成的。

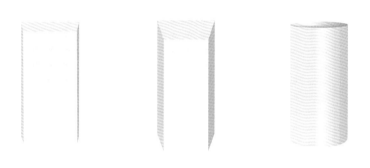

图 2-10　平面立体视错觉示例

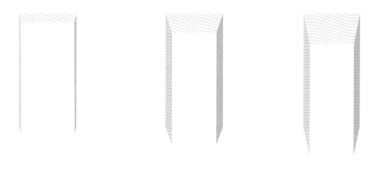

图 2-11　从平面到立体逐渐转化示例

五、气球视错觉

图2-12中，上下不同位置摆放相同的气球，左边的气球感觉在上升，右边感觉在下降，这就是气球视错觉现象。当我们的脸型上大下小时，视觉上面部就会有提升效果，上镜更美，也就是大家常说的瓜子脸；相反，上小下大的脸型就会造成面部下垂的视觉效果，不上镜，如图2-13所示。

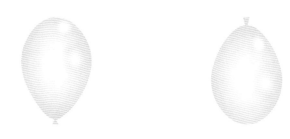

图 2-12　气球视错觉示例

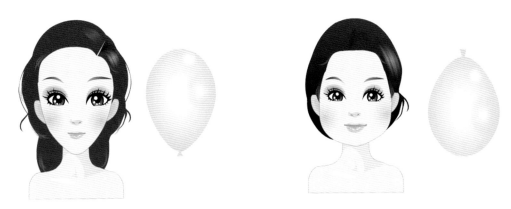

图 2-13　气球视错觉在脸型上的体现

六、十字架视错觉

图2-14A、B、C组图中的6条直线的实际长度相等，视觉上从左往右，图2-14A中直线高度最高、宽度最窄，图2-14B中直线高度次之、宽度次宽，图2-14C中直线高度最短、宽度最宽。同时我们也可以看到，图2-14A中竖线比横线长很多。图2-14C中竖线和横线几乎相等。图2-14A、B、C的横、竖直线相交的位置不同，造成了错误的视觉效果，这就是十字架视错觉现象。

如果图2-14C中竖线下方部分加长变成图2-14D，横线相对于竖线下方最低点，横线上移，视觉上图2-14D的横线比图2-14C的横线"短"了许多。

如果在图2-14C的竖线上、下端都加长变成图2-14E，横线相对于竖线下方最低点，横线上移，视觉上图2-14E的横线比图2-14C的横线"短"了许多。

临床上，将上、下面部的实际最宽处，设计在以十字架为模型的脸型轮廓线上或轮廓线内。图2-15下面部实际最宽处在两侧下颌角的最宽点，设计要在蓝色实线轮廓线内、上面部实际最宽处、脸型的轮廓线上。这是面部审美设计的基础。

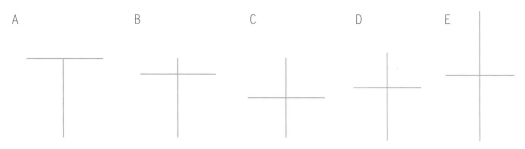

图 2-14　十字架视错觉示例

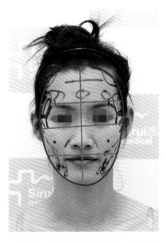

图 2-15 十字架视错觉在面部审美设计的运用

十字架视错觉现象的运用，当脸型上下之间的实际最长的长度没有变化，十字架横线、竖线交叉位置发生变化时，视觉上（比如照片）脸型上下之间最长的长度会"变长"或"变短"。如图2-16所示，术后十字架模型中的横线上移，长度看起来比术前短了许多，但实际长度没有改变。

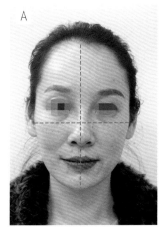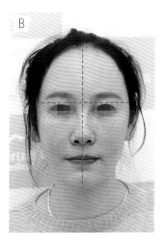

A. 术前，B. 术后。

图 2-16 运用十字架视错觉使脸变"长"示例

当实际脸型面部最宽处没有变化，十字架横线、竖线交叉位置发生变化时，视觉上（比如照片）面部最宽处的宽度会"变宽"或"变窄"。如图2-17所示，术后十字架模型中的横线上移，视觉宽度比术前窄了许多，但实际宽度没有改变。

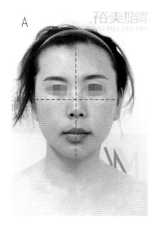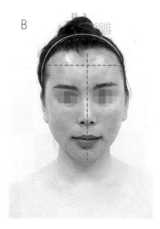

A. 术前，B. 术后。

图2-17 运用十字架视错觉使脸变"窄"示例

实际宽长不变，而视觉上宽长比例发生变化，术前宽长比例与术后宽长比例不相等。因此，各种脸型的正面轮廓的宽长比例主要由视觉宽长比例决定，而不是由实际宽长比例决定。

图2-14C的横线两端都加长变成图2-18，视觉上图2-18的竖线比图2-14C的竖线"短"了许多。图2-19案例中，术后图2-19B两侧实际加宽后，视觉上长度比术前图2-19A长度短了许多。

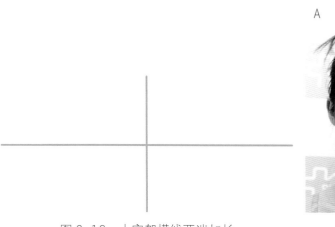

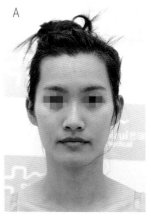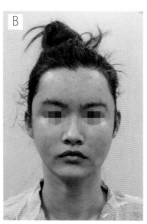

图 2-18 十字架横线两端加长

A. 术前，B. 术后。

图 2-19 运用十字架视错觉使脸变"短"示例

图2-14C的横线两端都缩短变成图2-20，视觉上图2-20的竖线比图2-14C的竖线"长"了许多。

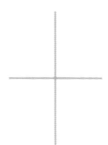

图 2-20 十字架横线两端缩短

在医疗美容中除了以上常用的视错觉现象，还有在重构和特殊部位上的视错觉现象。

远近视错觉、曲直线视错觉、平面立体视错觉、长短胖瘦视错觉之间既相互关联，又相互独立。临床上它们都是围绕十字架视错觉的综合运用。

单独或综合应用上述四种视错觉，按照术前审美设计将要雕塑的面部轮廓，即十字架视错觉中正面轮廓线上、中、下面部的宽度调整成我们想要的视觉宽度。调整可以加宽，也可以缩窄。

第二节 视错觉现象在面部轮廓审美设计中的运用

一、面部脸型的分类

（一）面部脸型的分类

面部脸型有瓜子脸如图2-21，鹅蛋脸如图2-21B，心形脸如图2-21C，近似瓜子脸、近似鹅蛋脸、近似心形脸、椭圆脸如图2-21D，卵圆脸如图2-21E，圆脸如图2-21F，近似卵圆脸、近似圆脸、长方脸如图2-21G，国字脸如图2-21H，柚子脸如图2-21I。

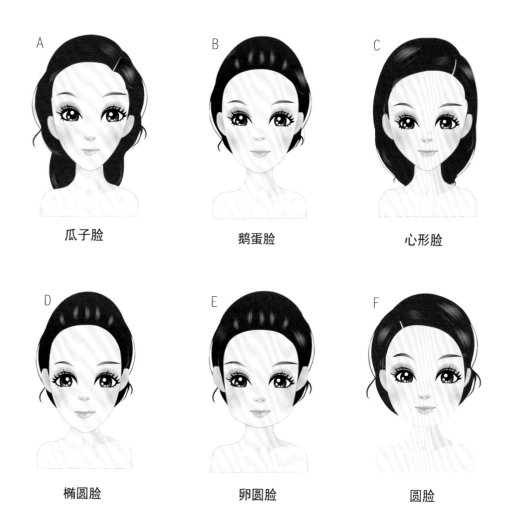

瓜子脸　　　　　　　鹅蛋脸　　　　　　　心形脸

椭圆脸　　　　　　　卵圆脸　　　　　　　圆脸

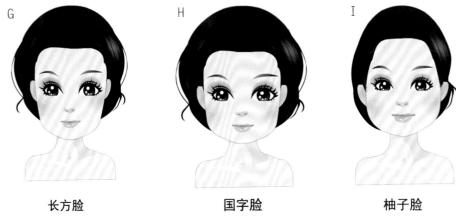

图 2-21 面部脸型的分类

美没有标准，但有普遍性的共识。对于女性脸型，大众比较认可的脸型顺序是瓜子脸、鹅蛋脸、心形脸、近似瓜子脸、近似鹅蛋脸、近似心形脸、椭圆脸、卵圆脸、圆脸、近似卵圆脸、近似圆脸、长方脸、国字脸、柚子脸。

对于各种脸型高度（即脸长）的高低点的连线，都在左右脸的中间或近中间位置，位置相对比较固定。

各种脸型最宽处可能只有一处，也可能有两三处。

最宽处只有一处的脸型有瓜子脸、鹅蛋脸、心形脸、卵圆脸、圆脸、菱形脸、骨感脸、柚子形脸，以及以上近似的脸型等。其中最宽处在十字架中间的脸型有卵圆脸、圆脸如图2-22A、B，最宽处在十字架偏上的脸型有瓜子脸如图2-22C，鹅蛋脸如图2-22D，心形脸如图2-22E，最宽处在十字架偏下的脸型有柚子脸如图2-22F。

上、中面部最宽处相近，最宽处有两处的脸型有近似瓜子脸、近似鹅蛋脸，如欧美常见的女性脸型有子弹头脸、铅笔头脸如图2-22G、H。

上、中、下面部的最宽处相近，最宽处有三处的脸型有长方脸如图2-22I，国字脸如图2-22J。

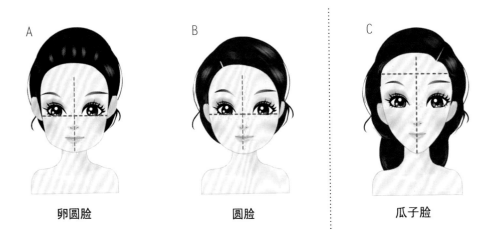

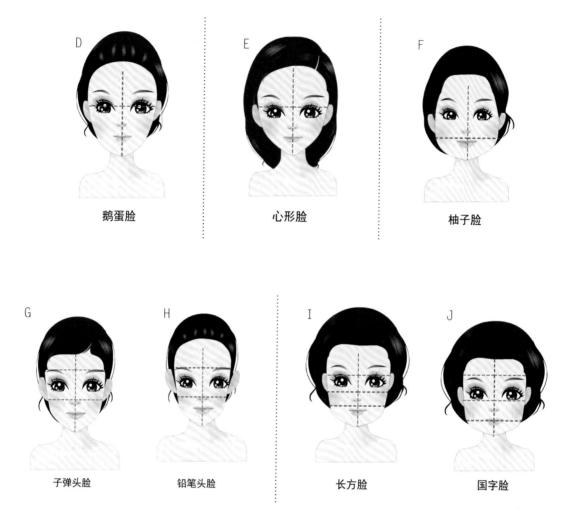

图 2-22　面部脸型的十字架模型

（二）亚洲女性脸型

对于亚洲女性脸型，大众比较认可的脸型有以下特点：

（1）脸型的最宽处以一处最好。

（2）对于女性脸型，大众最认可的是最宽处在十字架的最上端的脸型，其次是十字架中间线偏上端的脸型，再次是最宽处在十字架中间的脸型，最宽处在十字架中间偏下的脸型认可度偏差。

最宽处在十字架中间偏上的位置，使脸型看上去长且小巧、精致，比较符合亚洲人目前的审美。

对于面部轮廓的雕塑，主要是让最宽处的位置尽可能往上移动。

如果审美设计无法解决最宽处往上移动，就使最宽处弱化、模糊化，使十字架模型中的横线视觉上移。如图2-23所示，术后面部两侧的宽度几乎与术前一样，模糊了两侧的最宽度。

因此，在雕塑面部轮廓时，是由不规则脸→柚子脸→国字脸→长方形脸→近似卵圆脸、近似圆脸→圆脸→卵圆脸→椭圆形脸→子弹头脸→铅笔头脸→近似瓜子脸、近似鹅蛋脸、近似心形脸→心形脸→鹅蛋脸→瓜子脸顺序向上一级雕塑脸型，这个顺序是大众较满意的脸型改变，可以只向上一级，也可以跨越多级雕塑脸型。

雕塑脸型的顺序于十字架视错觉现象中，横线由下往上走，是审美设计时的设计思路。根据十字架交叉的位置变动，把脸型雕塑成求美者想要的脸型，并且满足变化后脸型的正面部宽长比例与标准脸型宽长比例在视觉上相等。

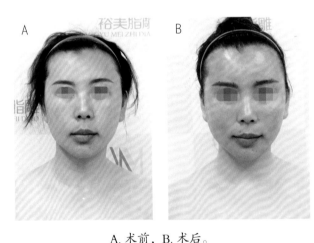

A. 术前，B. 术后。

图 2-23　模糊两侧最宽处使十字架模型横线视觉上移示例

二、正面轮廓审美设计的原则

雕塑脸型是通过十字架横线上下移动到恰当的位置，并通过技术延长或缩短正面部上下的长度和左右的宽度，使正面部轮廓宽长比例与标准脸型正面轮廓宽长比例相当。图2-24A构思为瓜子脸，蓝色实线为正面轮廓线。十字架模型中的横线上移位，使术后脸型宽长比例与标准的瓜子脸宽长比例相当，如图4-24B所示；同时使术后脸型正面部上、中、下面部的宽度之比与标准脸型上、中、下面部的宽度之比相当。图2-25A是术前脸型，蓝色实线为正面轮廓线。图2-25B是构思后雕塑成形的脸型，它的上、中、下宽度之比与标准的瓜子脸（图2-25C）上、中、下宽度之比相当。这就是面部正面轮廓审美设计的原则，也称为十字架模型原则。

为了更好理解和运用视错觉现象，方便接下来的审美设计，面部雕塑可分为两个平面来审美设计，即双平面设计。

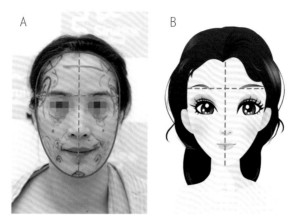

图 2-24　十字架模型在正面轮廓审美设计的运用

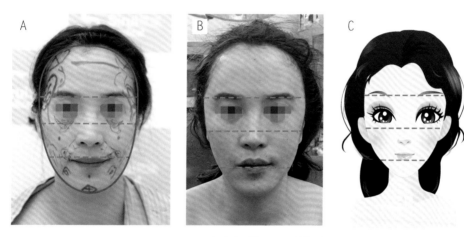

图 2-25　十字架模型原则的运用

第一平面（冠状面）从上面部额顶发际开始，沿两侧发际线向下→耳前沿→下颌角→下颌缘→最后交汇在下颏最低点，即A面（两侧后青春线围成的平面），如图2-26A所示。

第二平面分为上面部平面即B1面（图2-26B）和下面部平面即B2面（图2-26C）。具体是根据审美设计上雕塑的需求，在两侧眉峰垂直线（即上面部的前青春线）与上面部额头某一恰当的位置造一个高光点或区域（往往是额部最凸出的部位）。此最凸出的部位，初学者建议选择将要雕塑的额部形状的上半部黄金分割点，即额部上半部0.382与额部下半部0.618交汇处，图2-27A中a：b长度之比约为0.382：0.618，或选择额部上半部0.191与额部下半部0.809交汇处，图2-27B中a：b长度之比约为0.191：0.809，以及眉弓围成的冠状平面，即B1平面，如图2-27C红线区域所示。

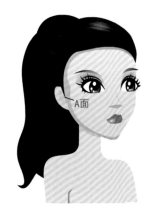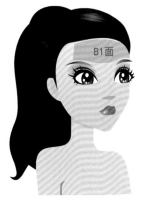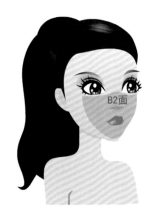

图 2-26 双平面示意图

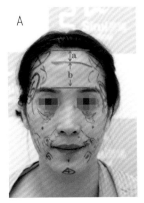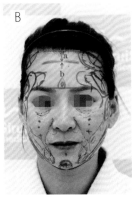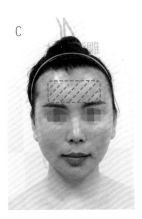

图 2-27 B1 平面的运用示例

正面观下面部，从两侧眶骨下缘在面部的投影→颧弓向外最凸点开始，向下沿着苹果肌的外侧缘→下颌最低点围绕成的冠状曲面（即两侧下面部前青春线围观的面），就是B2面。

A面是比较清晰和相对固定的冠状曲面，而B面是相对模糊和不固定的冠状曲面。A面的周边线（即两侧后青春线围成的周边线，也称为A青春线）与B面的周边线（即两侧前青春线围成的周边线，也称为B青春线）连成的矢状曲面称为C面，如图2-28所示。

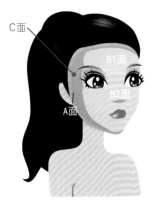

图 2-28 C 曲面示意图

由于B面的边界有时会比较模糊，相对应的C面也会比较模糊。当B面的边界清晰时，C面也会清晰。

面部轮廓审美设计时，往往单纯地运用实际拉长、缩短、拉宽、缩窄的方法和一种视错觉使视觉上拉长、缩短、拉宽、缩窄的方法是很难做到面部轮廓形态的最佳效果，同时运用实际尺寸的改变和多种视错觉一起来雕塑面部轮廓才是最佳的选择。

（一）十字架模型

十字架模型的审美设计主要是在视觉上调整面部脸型最宽的位置与标准或近似脸型（比如鹅蛋脸、瓜子脸、圆脸等）最宽的位置相一致，同时在视觉上将要雕塑脸型的宽长比例与标准或近似脸型（比如鹅蛋脸、瓜子脸、圆脸等）宽长比例调整至相等或相近。

目前使各种脸型正面轮廓十字架最宽处往上移或下移到将要雕塑脸型的恰当位置，同时在视觉上满足正面轮廓长度"拉长"或"缩短"与宽度"拉宽"或"缩窄"后脸型的宽长比例，达到标准脸型宽长比例一致的十字架模型中，宽度与长度的调整方法多种多样，常用的方法有：

①面部实际长度不改变，十字架横线往上移。

②上面部向上拉长的同时横线向上移。

③下面部向下拉长，横线实际位置没有变，视觉上横线向上移。

（二）双平面模型

在十字架模型的审美设计中定好了最宽的位置后，通过视错觉的综合运用，进一步"拉长"或"缩短"面部，和"拉宽"或"缩窄"上、中、下面部，在视觉上尽可能使将要雕塑脸型的宽长比例与标准或近似脸型的宽长比例相等。这就是双平面模型的目的。

在十字架模型的审美设计中定好了最宽的位置后，在视觉上将要雕塑脸型的宽长比例与标准或类似脸型宽长比例接近时，可以不用双平面模型来进一步审美设计和雕塑脸型。

双平面模型的审美设计的重点在上、中、下面部宽度的调整。方式多种，可以任意使用。

特别强调的是，在面部脸型的审美设计中，宽长比例是视觉上的，不是实际的。

三、十字架模型常用方法

上、中、下面部拉长或缩短和拉宽或缩窄的方法，有时候采用实际拉长或缩短和拉宽或缩窄的方法，有时候会采用视觉上拉长或缩短和拉宽或缩窄的方法。或采用实际拉长、缩短、拉宽、缩窄和视觉上拉长、缩短、拉宽、缩窄相结合的方法。采用何种方法需要根据设计的方案决定。

（一）上面部的审美设计

1.宽大额头改成缩窄的额头雕塑

上面部额头宽大临床表现为额头平坦，或者以一侧颞区外侧缘→面部正中线→另一侧颞区外侧缘连成的曲面的弯曲程度偏小，如图2-59A为真人案例，图2-59B为实际宽度相等，由于弯曲程度不一，显示视觉宽度不一、过平且宽大。

上面部的额头和颞区主要由颅骨和少脂肪的软组织构成，并且有重要神经支穿过，目前无法采用吸脂和软组织切除等实际缩窄宽度的方法来缩窄上面部。因而设计上就只能采用填充脂肪等方法从视觉上改变上面部的宽度。

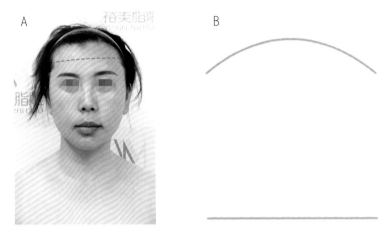

图 2-29 上面部额头宽大的临床表现

设计上主要采用加深景深的远近视错觉现象（图2-30）和平面立体视错觉现象（图2-31）从左向右进行雕塑。具体设计为正面观时，在两侧垂直眉峰或眉峰稍微偏外一点的额部做两条加高的"直线"（即前青春线），如图2-32A红线所示。然后从一侧颞区外侧→同侧眉峰上垂直线→另一侧眉峰上垂直线→另一侧颞区外侧曲面进行雕塑，把整个上面部的弯曲程度加大，如图2-32B所示。同时把同一侧的颞区外侧→同一侧的眉峰垂直线的曲面拉长、拉直，使颞区的面（即C面）与矢状面的夹角越小越好。此设计关键在于颞区处的C面拉直，视觉上C面与正中矢状面的夹角越小越好。如图2-33所示，雕塑左图大的夹角调整为右图小的夹角，B1平面自然过渡，视觉上使两侧颞区外侧间距缩窄。

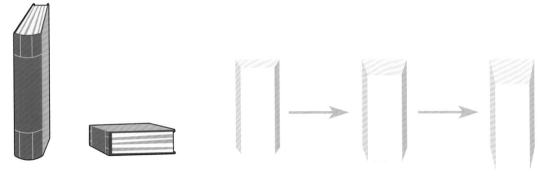

图 2-30 远近视错觉现象 　　　　　　图 2-31 平面立体视错觉现象

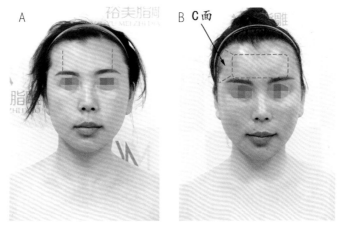

A.术前构思图，B.术后雕塑形态。

图 2-32　上面部额头宽大案例

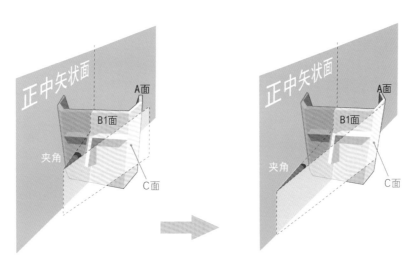

图 2-33　雕塑调整夹角示意图

有时为了使上面部宽大的额头进一步缩窄，还可以同时运用高矮胖瘦视错觉现象。在此前的设计基础上，把两侧额颞衔接区和额顶向上延伸，拉长额部。

须注意，眉峰的位置，往往采用正面观平视下鼻翼外侧缘与角膜外侧缘连线与眉毛交叉的点。

2.长额头雕塑为短额头

长额头的临床表现是额顶过尖（图2-34A）、额部实际长度过长，或伴有额顶过尖、额顶发际线后移，或眉毛低平，或额头过方过立体（图2-34B）。

设计上主要采用平面立体视错觉现象（水平位，图2-35）和长短胖瘦视错觉现象（图2-36）。图2-37B术后比图2-37A术前额部加宽了许多，术后额头偏长纠正。有时也会采用植毛与提眉相结合的方法。

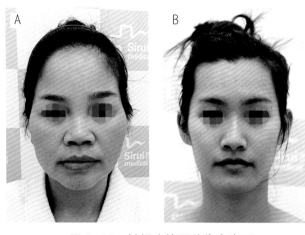

图 2-34　长额头的两种临床表现

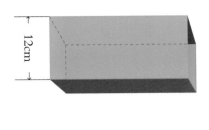

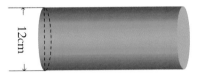

图 2-35　平面立体视错觉示意图

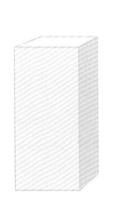

图 2-36　长短胖瘦视错觉示意图

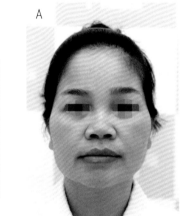

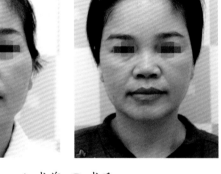

A. 术前，B. 术后。

图 2-37　长额头雕塑为短额头案例

　　具体设计是根据神态雕塑的需求，在额部某一恰当的位置造一个高光点或区域（即额部最凸出部位）。

　　长额头额部的高光点或区域的审美设计，建议初学者选择设计在将要雕塑的额部形状的黄金分割点，即额部上0.382与额部下0.618的交汇处。然后加大额顶发际线到眉弓冠状曲面的弯曲度，即加大B1面上、下冠状面的弯曲度，图2-38B中，a：b长度比例为0.382：0.618，使术前（图2-38A）过长的额部术后（图2-38C）得到纠正。采用平面立体视错觉现象（水平位），视觉上缩短额顶到眉弓间的长度。

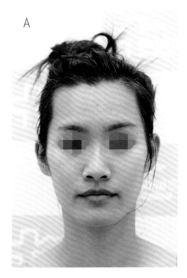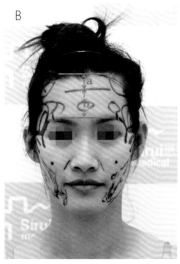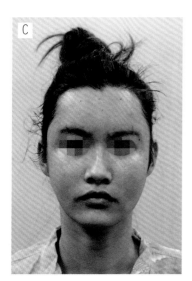

A. 术前，B. 构思图，C. 术后。

图 2-38 长额头额部高光区域审美设计

为了进一步缩短额部，拉宽额头两侧额颞衔接区和颞侧的外侧。加宽两颞间的实际宽度，同时减小颞区两侧连线曲面的弯曲度，图2-39A的弯曲度由上到下演变。同时B1面与A面的景深变浅，使颞区两侧的C面与面部正中矢状面的夹角变大，图2-39B红色夹角变大。加强长短胖瘦视错觉的效果，视觉上额头长度变短。

植发缩短额部。就是采用遮挡的方法，把上部部分额头遮挡，视觉上使额部变短的方法。

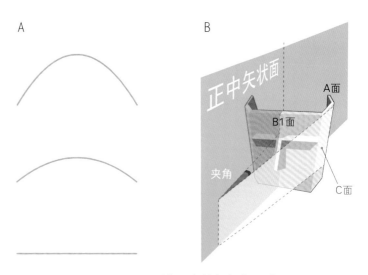

图 2-39 进一步缩短额部示意图

3.窄额头雕塑为宽额头

把两侧颞区实际加宽即可。

4.短额头雕塑为长额头

主要采用实际拉长额部的方法，如图2-40所示。图2-40A中右侧a已经拉长，而左侧b没有处理，视觉上左侧额头比右侧额头长了许多，也比图2-40B术前左侧额头长。有时也采用平面立体视错觉现象（立位），设计上把额头的最凸点或最凸区上移，同时用脂肪雕塑额顶、额颞衔接区，拉长额头的上部。

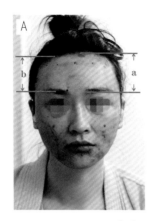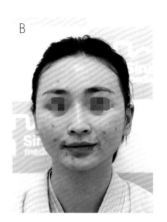

A. 术中，B. 术前。

图 2-40　实际拉长额部示例

（二）中面部的审美设计

1.宽颧弓缩窄

宽颧弓有两种情况，一种是两侧颧弓外侧最凸点间距宽大，如图2-41A红线所示；另一种是单侧颧弓上下间距宽大并伴有颧弓外侧明显凸起，如图2-41B红线所示。在同一个体中，这两种宽颧弓可单独存在，也可同时存在。

（1）两侧颧弓外侧最凸点间距宽大。

临床表现为正面观视觉上面部的长宽比例过小，原因是单纯骨性引起、软组织肥厚引起、骨性和软组织肥厚同时引起。

设计上就需要根据具体情况具体分析做方案。

首先，设计两侧颧弓最凸点的区域为雕塑吸脂范围，缩窄两侧颧弓间距的实际宽度。图2-42A中a距离宽度为术前的宽度，b距离是将要吸脂后缩窄的宽度，并使中面部术前两侧前、后青春线投影构成的轮廓线中的前青春线向前移动。此案例前青春线术前在颧弓中段，术后向颧弓的前段移动，图2-42B中侧面观的E线位置向F线移动。

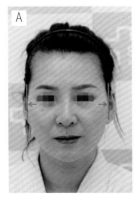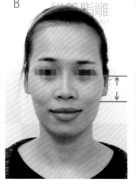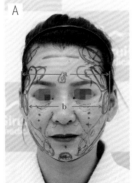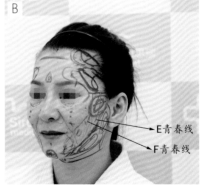

图 2-41　宽颧弓的两种情况　　　　图 2-42　两侧颧弓最凸点的区域雕塑吸脂范围的设计

其次，如果第一步设计后，预估仍然达不到理想的视觉宽度，或单纯骨性引起的颧弓间距宽大，就考虑运用长短胖瘦视错觉现象（图2-43C），向上拉长颞区和向下拉长颧弓下凹陷，进一步缩窄颧弓间距视觉宽度，如图2-43A红线圈为正面向上、向下延伸示意图，图2-43B红线圈为侧面向上、向下延伸示意图。

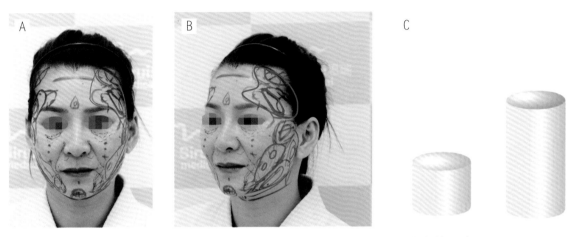

图 2-43 运用长短胖瘦视错觉缩短窄颧弓间距视觉宽度的设计

最后，如果上述两步预估仍然达不到理想的视觉宽度，再运用平面立体视错觉现象+远近视错觉现象。设计上把原有的颧弓最凸点位置，在颧弓中段向前移动少许，如图2-42B侧面观E线向F线位置移动，向前移动多少以将要塑造的苹果肌形态为准，采用加深景深的远近视错觉现象（图2-44）和平面立体视错觉现象（图2-45）从左向右进行雕塑，视觉上景深加深缩窄远端。向下拉长苹果肌外侧缘（图2-46A）和缩小中面部C面与正中矢状面的夹角（图2-46B）。使将要雕塑的同一侧苹果肌最前凸点→颧弓最外凸点→颧弓近耳端构成的中面部冠状曲面的弯曲程度变大，此处设计的关键点是使中面部C面与正中矢状面的夹角变小。

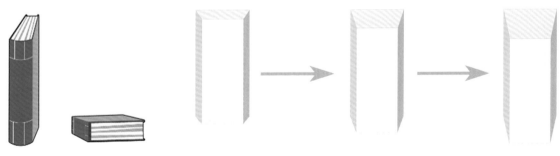

图 2-44 远近视错觉现象　　　　　　图 2-45 平面立体视错觉现象

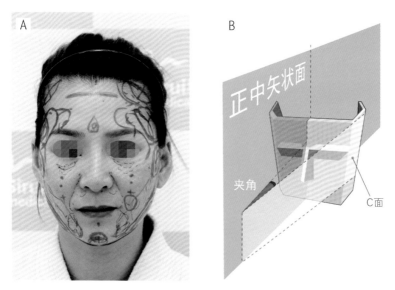

图 2-46 运用平面立体和远近视错觉缩窄颧弓间距视觉宽度的设计

如果再进一步缩窄两侧颧弓间视觉宽度，可行隆鼻术，加大此处的冠状曲面的弯曲程度，视觉上缩窄宽度。

如果再进一步缩窄两侧颧弓间视觉宽度，拉长脸的长度和脸部最宽视觉宽度上移，即十字架横线的绝对高度上移，如图2-47所示，十字架横线从右向左移动。

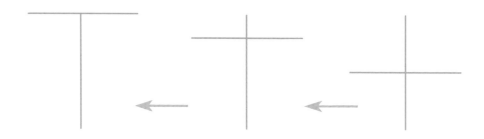

图 2-47 运用十字架横线上移缩窄颧弓间视觉宽度示意图

（2）单侧颧弓上下间距宽大并伴有颧弓外侧明显凸起。

设计上需要根据具体情况作具体分析。

第一步，根据求美者是否颧弓间隙过宽，设计颧弓区外侧吸脂区域的吸脂线。

第二步，画好颞区将要填充的区域，使将要吸脂或不吸脂的颧弓上缘与颞区没有落差感，或颞区填充后比颧弓向外凸，模糊宽大颧弓的上部，如图2-48所示。

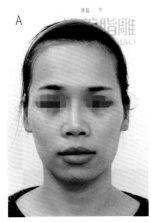
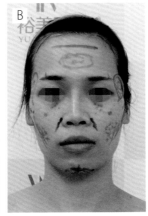
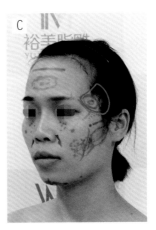

A. 术前，B、C. 构思图。

图 2-48　填充颞区模糊宽大颧弓的上部的设计

　　第三步，填充颧弓下凹陷的美人沟，使颧弓区与颧弓下凹陷区在一个平面，或少量填充，减小落差，模糊宽大颧弓的下部。图2-49A红线为正面术前构思将要填充的区域，2-49B红线为侧面术前构思将要填充的区域。

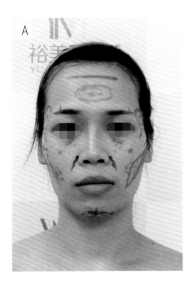
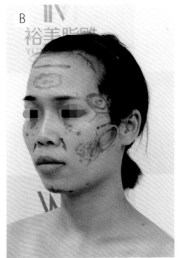

图 2-49　填充美人沟模糊宽大颧弓的下部的设计

　　第四步，使颧弓最凸点向前下方内旋，模糊宽大颧弓的前部。图2-50A红线为正面术前构思将要填充的区域，图2-50B红线为侧面术前构思将要填充的区域，图2-50C、D分别为术后正面、侧面。

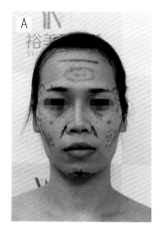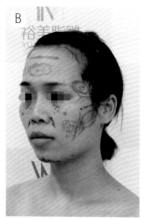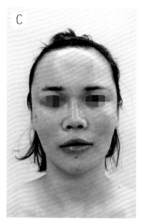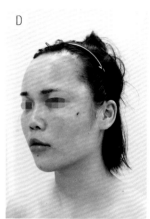

A、B. 术前，C、D. 术后。

图 2-50　向前下方内旋颧弓最凸点模糊宽大颧弓的前部的设计

2.窄颧弓加宽

颧弓间距过窄的临床特点：视觉上脸比较长，如黄种人中的马脸（图2-51），白种人中的长脸。此脸型往往颧弓发育不全，颧弓没有向外扩展弯曲。

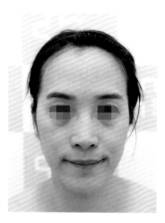

审美设计上主要是把A面的周边加宽，并加宽颧弓间距的宽度。如图2-52A红线为正面术前构思将要填充的区域、图2-52B红线为侧面术前构思将要填充的区域，图2-52C为术后正面，图2-52D为术后侧面。

图 2-51　颧弓间距过窄临床表现

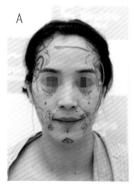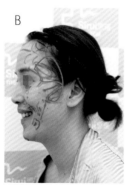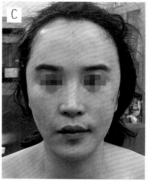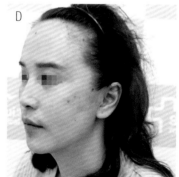

A、B. 术前，C、D. 术后。

图 2-52　窄颧弓加宽的设计

3.中面部拉长

中面部拉长有实际长度拉长、视觉上拉长和提眉术拉长。

（1）中面部实际长度拉长，主要在于苹果肌和鼻子实际长度拉长。

①苹果肌实际长度拉长。

设计上主要将苹果肌的上端和下端填充来拉长。苹果肌上端的泪沟、眶沟，中间的颧沟和下端颊沟的填充，把苹果肌连成一体并加长，图2-53A红线为正面术前构思将要填充的区域，图2-53B为术后正面。实际运用中，有时只加长苹果肌上端的泪沟和眶沟，有时只加长苹果肌下端的颊沟，有时是多种拉长相结合。具体采用哪种方式拉长，应根据将要雕塑的苹果肌的形态而定。

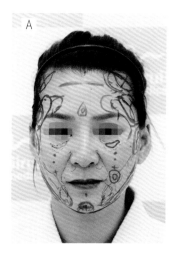 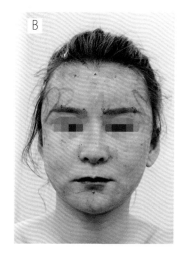

A. 术前，B. 术后。

图 2-53 填充拉长苹果肌的设计

②鼻子实际长度拉长。

在此不再详述。

中面部视觉的拉长主要通过视错觉在中面部的运用来实现，表现在中面部的拉长或苹果肌视觉拉长。

视错觉现象的运用有平面立体视错觉和长短胖瘦视错觉，以及提眉术。

（2）中面部视觉上拉长。

设计上主要在于中面部两侧的C面吸脂和（或）B2面苹果肌外侧部的吸脂，如图2-54A正面红色小圈和图2-54B侧面红色小圈所示。吸脂使两侧实际宽度变窄，C面与正中矢状面夹角变小，图2-54C中C面与正中矢状面夹角几乎平行，图2-54D中C面与正中矢状面夹角成反夹角，这两种是面部视觉上长度变长、宽度变窄的常见表现。同时将要雕塑成术后苹果肌的形态，大约位于垂直正中线位置，雕塑出一条隐约可见的转折线，使中面部B2面弯曲程度加大，进一步拉长中面部，缩窄中面部，图2-55A术前苹果肌为不立体，图2-55B术后红色虚线为苹果肌转折线，术后变立体。

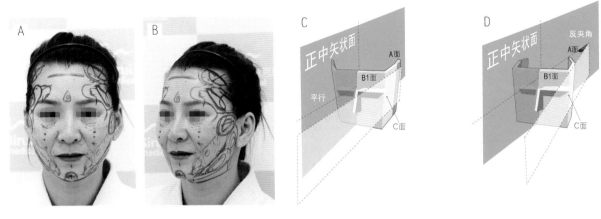

A.正面，B.侧面，C.夹角几乎平行，D.反夹角。

图2-54 吸脂使中面部视觉变长的设计

想更进一步拉长中面部，审美设计上可以把中、上面部的视觉最宽宽度上移，模糊十字架中的横线宽度，即十字架中的横线向上移动。

如果中面部两侧软组织较少，可运用脂肪移植改善B2面的弯曲程度，运用平面立体视错觉现象使宽度变窄、长度变长，同时也可以用十字架视错觉现象模糊宽度和横线上移，进一步拉长中面部。图2-55A红线为正面术前构思中横线的位置，图2-55B红线为正面术后横线的位置为从右向左进行雕塑。

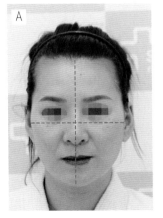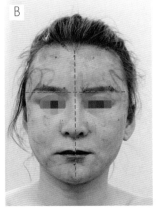

A.术前，B.术后。

图2-55 运用十字架视错觉进一步拉长中面部的设计

（3）中面部提眉术拉长。

眉上切口去皮可以使眉毛上提，视觉上中面部的长度变长。反之，眉下切口去皮可以使眉毛下拉，视觉上中面部的长度变短。

另外，中面部视觉变短在临床上主要用于脸部过长的求美者。脸长不是脸实际长度很长（包括黄种人中的马脸和白种人中的长脸），而是中面部外侧的骨骼，比如颧弓发育不全，造成B1面→C面→A面周边线的体表曲面弯曲程度很大（图2-56A）；C面与正中矢状面几乎平行（图2-56B）；或是反夹角（图2-56C），即中面部前1/3段的视觉宽度比中、后1/3段的视觉宽度宽，两侧宽度过窄，视觉上脸很长。设计上可以加宽两侧宽度，增大C面与正中矢状面的夹角，纠正过度弯曲的面部。

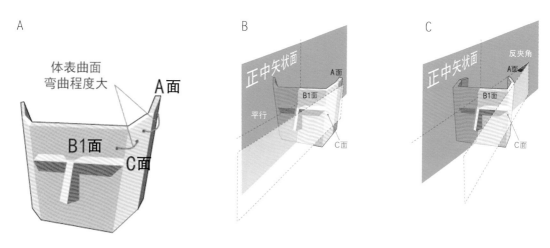

A.体表曲面弯曲程度大，B.夹角几乎平行，C.反夹角。

图2-56　中面部视觉变短的设计原理

（三）下面部的审美设计

1.下面部拉长

设计上主要是实际长度的拉长。方法是在面部正中位置把下颏向下、向前拉长到一个合适的位置。

视觉上拉长下面部是通过面颊部、耳前区、下颌角区、颏下颈部和下颌缘下颈部的吸脂和（或）下面部前1/2段的脂肪移植来完成的。此运用的是由胖到瘦的视错觉现象。

2.下面部缩短

下面部过长（比如黄种人中的马脸和白种人中的长脸），大多数情况下不是实际的长度过长，而是由于下面部过窄，视觉上使得下面部过长。设计上主要是加宽下面部的实际宽度，使下面部长宽比例符合将要雕塑面部轮廓的下面部长宽比例，视觉上缩短下面部。

3.下面部缩窄

下面部宽度过宽分为实际宽度过宽和视觉上宽度过宽。

下面部实际宽度过宽常见有骨性（下颌角间距过宽）、肌肉性（咀嚼肌过度肥厚造成两侧间距过宽）、脂性（耳前区、面颊部、下颌角区脂肪肥厚造成两侧间距过宽）或三者之中的两种或三种情况均有。

对于复杂原因引起的下面部实际宽度过宽：

第一步，要缩窄下面部的实际宽度。设计上把下面部外侧鼓起的多余脂肪吸除，包括耳前区、下颌角区、面颊区、下颌缘区的脂肪。图2-57A红线为正面术前构思将要吸脂的区域，图2-57B红线为侧面术前构思将要吸脂的区域。

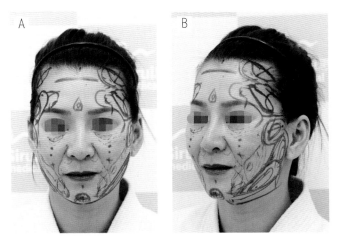

图 2-57 吸脂缩窄下面部的构思

第二步，如果经第一步后实际宽度仍然很宽，或下面部过宽不是由脂肪过多引起的，可运用平面立体视错觉现象和直曲线视错觉现象，从视觉上进一步缩窄下面部宽度。填充面颊、颊沟、下颏衔接区和下颏，使下面部从术前相对平面向术后立体方向进行雕塑。图2-58A红色圆圈为正面术前构思将要填充的区域，按图2-58C从左向右进行雕塑。图2-58B红线为术后曲线弯曲度变大、脸变窄，按图2-58D由下向上进行雕塑。

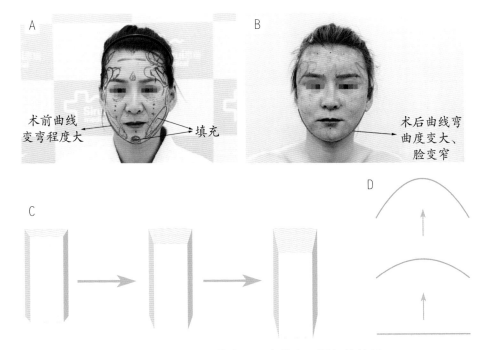

图 2-58 运用视错觉进一步缩窄下面部的构思

具体设计方法是，下面部B2面外侧的前青春线向前和向外侧加高鼓起，使前青春线前移，图2-59为B2面示意图，图2-59A为术前前青春线将要前移的位置，图2-59B为术后前青春线已前移的位置。下面部正中线→B2面边界线→下面部C面→A面下面部外侧边界线连成的曲面的弯曲程度加大，图2-60A红线横向曲线为术前下面部曲面弯曲度，竖线为面中线；图2-60B红线横向曲线为术后下面部曲面弯曲度，竖线为面中线。按图2-60C从左向右进行雕塑，从而视觉上缩窄下面部的宽度。

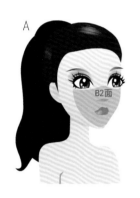
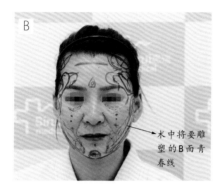
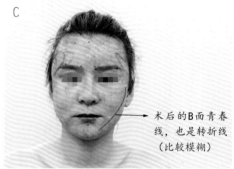

图 2-59 运用视错觉进一步缩窄下面部的 B2 面示意图

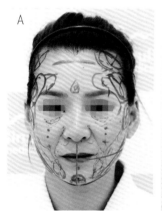
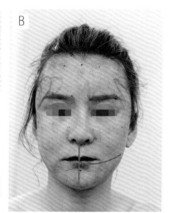
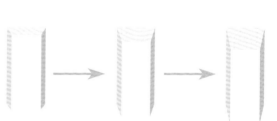

图 2-60 下面部曲面弯曲度的雕塑

第三步，为进一步从视觉上缩窄下面部，特别是下颌角间距宽度，使下颌缘向下、向前延伸，下颏向下、向前拉长，运用直曲线视错觉现象进一步从视觉上缩窄下颌角间距宽度。图2-61A红色小圈为填充区域，红色曲线为术前的弯曲程度。图2-61B红色曲线为术后的弯曲程度，较术前更大了。按图2-61C由下向上进行雕塑。

第四步，必要时注射肉毒杆菌使咀嚼肌肥厚缩小。

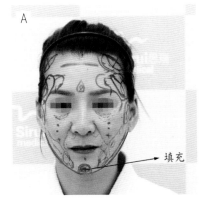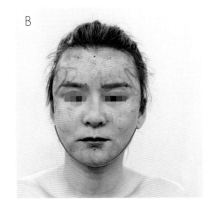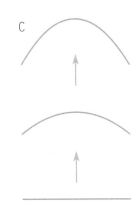

图 2-61 运用视错觉进一步缩窄下颌角间距宽度的雕塑

在一些案例中，下颏后缩、正中线实际长度过短，会造成视觉上下面部的宽度过宽。此时向下、向前拉长下颏，从下颏最凸点到两侧下颌角的曲线弯曲程度会由小变大，视觉上下面部过宽会很好纠正。

4.下面部加宽

下面部加宽的临床意义，详见前文2.下面部缩短。

其他的审美设计还有下颏宽大缩窄、下颌角夹角过小改大等。

下颏宽大绝大多数情况下不是实际宽度过大，而是下颌角间距宽度过窄引起视觉上的下颏宽大。临床特点是下颏到两侧下颌角的曲线弯曲程度过大，同时下颏的两侧到下颌角的曲面（即C面）与正中矢状面的夹角偏小和景深过深。

设计上就是纠正上述视错觉现象。加宽下面部，特别是两侧下颌角间的距离，使C面的景深变浅，C面与正中矢状面的夹角变大，同时使下颏向前微隆起，改善下颏到两侧下颌角曲线过窄弯曲，视觉上达到正常的弯曲程度。

四、面部轮廓形态上的设计理念和方法

上一章节，我们着重讲述了上、中、下面部的长、短、宽、窄形状的设计运用，它能很好地解决各亚单位和局部的形状、图形的问题。但对于整体的面部轮廓设计，还是没有很好的方法。

正面部轮廓形态上的设计理念。利用手术方法及视错觉现象，改变面部实际宽长比例及视觉上宽长比例，使视觉上正面轮廓的宽长比例，满足将要雕塑成的标准脸型或近似脸型的正面轮廓的宽长比例。同时改变面部轮廓实际上的上、中、下面部宽度及视觉上的上、中、下面部宽度，使视觉上正面轮廓的上、中、下面部宽度的比例，满足将要雕塑成的标准脸型或近似脸型的正面轮廓的上、中、下面部宽度的比例，同时轮廓线两侧尽可能对称。

（一）构思面部轮廓雕塑需要了解的概念

绝对拉长：是指面部十字架模型中，代表面部长度的竖线两端绝对拉长，即调整后的竖线比没有调整过的竖线实际长度变长了。图2-62A为左图竖线的下端加长变为右图，图2-62B为术前，图2-62C为术前下端加长构思图（蓝线为正面轮廓线，小圆圈为要填充区域），图2-62D为术后加长下颏图。

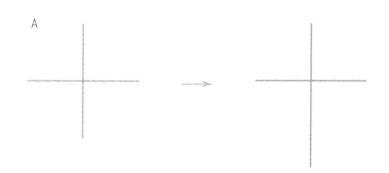

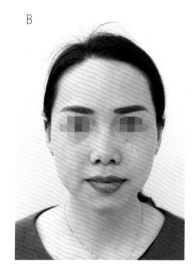
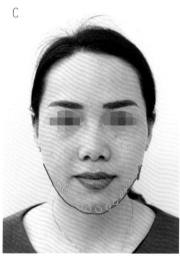
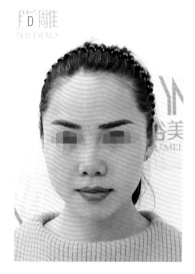

B. 术前，C. 构思图，D. 术后。

图 2-62　绝对拉长案例

绝对缩短：是指面部十字架模型中，代表面部长度的竖线两端绝对缩短，即调整后的竖线比没有调整过的竖线实际长度变短了。常见于植发缩短和下颏术后过长缩短。

相对拉长：是指面部十字架模型中的竖线实际长度没有改变，调整十字架中的横线位置或（和）宽度，或调整正面部轮廓的形状，视觉上竖线的长度变长了。图2-63A为术前，图2-63B红线区域为吸脂区域，图2-63C为术后，十字架的横线位置没有改变，横线的宽度缩窄了，视觉上术后长度比术前长度相对拉长了。图2-63D左右两图实际长度相等，视觉上右图长度比左图长度相对拉长了。

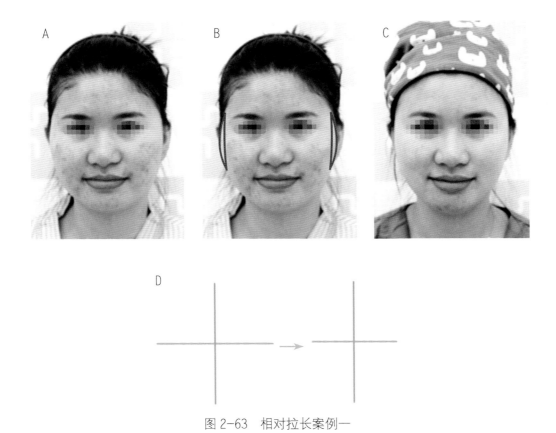

图 2-63 相对拉长案例一

图2-64B术后红线所示十字架模型中的横线位置较图2-64A术前红线所示十字架模型中的横线位置上移，但实际宽度没有改变，术后视觉上长度相对拉长了。图2-64C为十字架视错觉中从右向左雕塑后，竖线相对拉长的示意图。

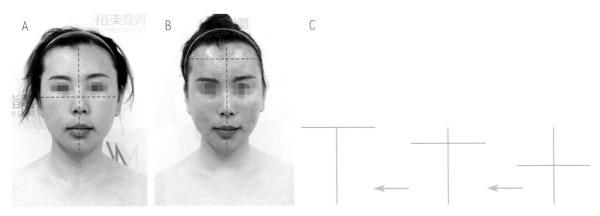

图 2-64 相对拉长案例二

　　相对缩短：是指面部十字架模型中的竖线实际长度没有改变，调整十字架中横线的位置或宽度，或正面部轮廓的形状，视觉上竖线的长度变短了。图2-65B术后红线所示十字架模型中的横线较图2-65A术前红线所示十字架模型中的横线位置上移，实际宽度明显加宽，实际长度没有变化，视觉上术后长度相对缩短。图2-65C为十字架视错觉中从左向右雕塑后，竖线相对缩短的示意图。

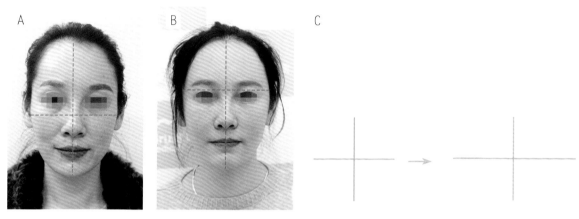

图 2-65　相对缩短案例

　　绝对拉宽：是指面部十字架模型中，代表面部宽度的横线两端绝对拉宽，即调整后的横线比没有调整过的横线实际宽度变宽了。图2-66B术后红线所示十字架模型中的横线较图2-66A术前红线所示十字架模型中的横线实际宽度变宽了。

　　绝对缩窄：是指面部十字架模型中，代表面部宽度的横线两端绝对缩窄，即调整后的横线比没有调整过的横线实际宽度变短了。图2-67A术前红线区域是将要吸脂的区域，图2-67B的宽度是吸脂后的宽度，术后面部实际宽度比术前面部实际宽度缩窄了。

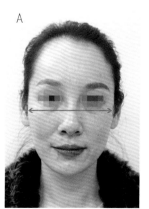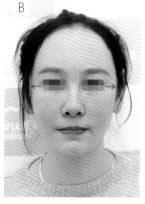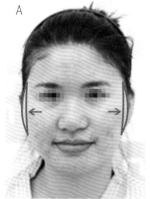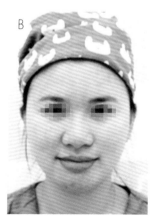

图 2-66　绝对拉宽案例　　　　　　图 2-67　绝对缩窄案例

相对拉宽：是指面部十字架模型中的横线实际长度没有改变，调整十字架中的竖线长度或正面轮廓的形状，视觉上横线的宽度变宽了。图2-68A为术前，图2-68B术后横线、竖线实际长度没有改变，降低上面部轮廓线的弯曲度，按图2-68C由上向下进行雕塑，额部发际线的弯曲程度由大变小，术后十字架模型中的横线相对拉宽，竖线缩短。

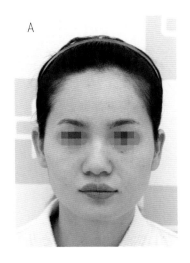
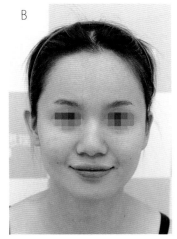
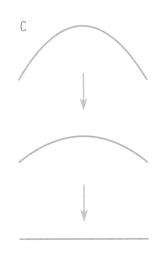

图2-68 相对拉宽案例

相对缩窄：是指面部十字架模型中的横线实际长度没有改变，调整十字架中的竖线长度或正面轮廓的形状，视觉上横线的长度变短了。图2-69F由左向右进行雕塑，图2-69B构思图红线为向下延长的下面部轮廓线，绿色小圈为填充区域，图2-69C术前竖线下端黄线的间距为将要加长的长度，图2-69D术后红线所示十字架模型中的横线位置不变，实际宽度也没有改变，只加长了十字架模型中的竖线下端，视觉上图2-69E术后比图2-69A术前的宽度相对缩窄了。

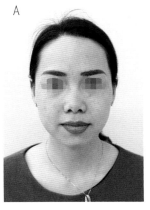
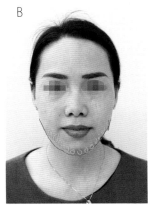
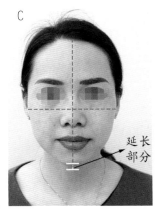

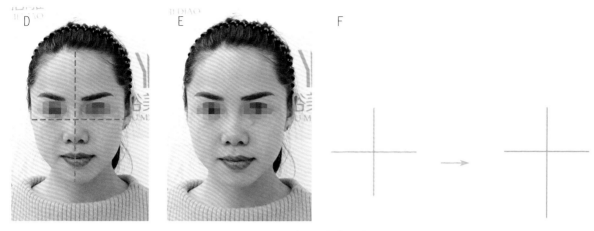

图 2-69　相对缩窄案例

　　绝对移动：是指十字架模型中的横线与竖线交叉的位置向上或向下移动。如图2-70B，术后红线所示十字架模型中的横线位置比图2-70A术前红线所示十字架模型中的横线位置向上绝对移动了。

　　相对移动：是指十字架模型中的横线与竖线交叉的位置没有改变，竖线两端拉长或缩短，使得十字架中的横线与竖线的交叉点在视觉上向上或向下移动。图2-71B术后红线所示十字架模型中的横线位置比图2-71A术前红线所示十字架模型中的横线位置相对向上移动了。

　　理解以上概念和掌握好使用方法，是面部轮廓构思成功的关键。

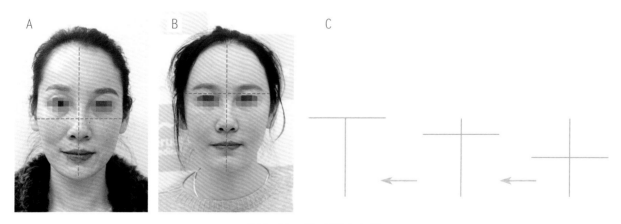

图 2-70　绝对移动案例

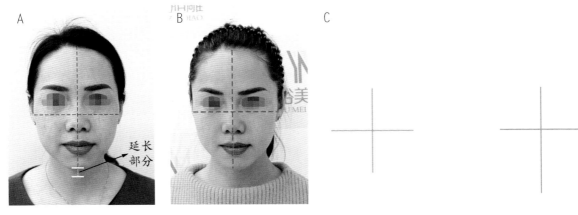

图 2-71　相对移动案例

（二）面部轮廓审美设计的构思步骤

面部轮廓审美设计要预判长度和宽度的调整，从目前的临床经验来看，长度的调整比宽度的调整要容易得多。因而，面部轮廓十字架中的横线的宽度和位置的移动，特别是横线位置的移动幅度对雕塑面部轮廓至关重要。

面部轮廓审美设计构思的步骤，就是绝对拉长、绝对缩短、绝对拉宽、绝对缩窄、绝对移位和相对拉长、相对缩短、相对拉宽、相对缩窄、相对移位任意组合构成的轮廓图形。

第一步，十字架横线移动位置的确认。很多时候，中面部宽度过宽且颧弓宽大，要想做到中面部绝对的缩窄，满足较中意脸型的中面部宽度是比较困难的。因此，全面预估是面部轮廓审美设计非常关键的一步。根据求美者正面轮廓术前的情况，运用一定的技术（包括填充、吸脂、视错觉现象等）构思十字架横线在加宽、缩窄或不变化的情况下，对横线可能向上、向下绝对移动和相对移动的幅度做预估。

第二步，根据求美者术前的正面轮廓视觉上的宽长比例，运用填充、吸脂等手术和视错觉现象，筛选术后正面轮廓视觉上宽长比例能与哪些脸型宽长比例相符或相近，与哪些脸型的宽长比例很难相符或相近，从而在审美设计上选择可能的脸型做下一步的筛选。原则上选择术后视觉上宽长比相符或相近的脸型做下一步筛选，淘汰不相符的。具体方法：运用吸脂和脂肪移植等技术方法，调整中面部最宽处的实际宽度，评估能加宽和缩窄中面部最宽处的实际程度，在此基础上运用视错觉进一步调整视觉上中面部的最宽程度和最窄程度，并在脑海里勾画好。同时，运用吸脂和脂肪移植等技术方法，调整面部最长处的实际长度，评估它能加长的程度和缩短的实际程度，在此基础上运用视错觉进一步调整视觉上中面部的最长程度和最短程度，并在脑海里勾画好。勾画好的可能目测宽度与可能目测长度做各种组合，评估各种组合中宽长比例的数值符合哪些脸型、不符合哪些脸型。筛选出与标准脸型宽长比例相符或相近的脸型做下一步的筛选。

第三步，根据第二步筛选可能雕塑成的脸型，结合填充、吸脂和视错觉现象等技术方法的运用，把正面上、下面部的宽度绝对或相对拉宽或缩窄，各取一个恰当的宽度。预判面部上、中、下视觉上的宽度的比例与第二步筛选后可以雕塑的脸型的上、中、下视觉上的宽度比例能否相符或相近，从第二步筛选后的脸型中再次筛选，选择既能满足视觉上面部宽长比例，又能满足视觉上面部上、中、下比例的脸型，作为审美设计可雕塑的脸型。

第四步，做进一步的预判，其实也是第三步的完善。如果正面轮廓十字架视觉上面部宽长比例，以及上、中、下面部视觉上的宽度比例，没能满足将要雕塑的标准脸型或相近似脸型的比例，再次综合运用视错觉现象做进一步调整，使之尽可能满足，再次筛选出能雕塑的脸型。

第五步，修饰完善青春线的走向和弯曲度，校正两侧轮廓线尽可能对称（包括左右对称、上下对称、前后对称等），完善轮廓线的流畅、柔美等。与求美者充分沟通，包括医生可操作的脸型和不能操作的脸型，由求美者选择其中一款可行性脸型作为最终的方案。

这就是面部脸型审美设计构思中十字架模型+双平面模型的具体运用。十字架模型主要设定理想中的脸型（主要是人们共识中比较认可的脸型，如瓜子脸、鹅蛋脸、心形脸、卵圆脸、椭圆脸以及以上相类似的脸型）上、中、下宽长比例符合将要雕塑的标准或近似脸型的宽长比例。双平面模型则进一步完善十字架模型上、中、下宽度与长度的比例。

每个求美者经过上述步骤的审美设计构思后，可以雕塑的脸型会有几种，与求美者沟通达成其想要雕塑成的脸型。比如求美者脸型偏宽，要按标准瓜子脸、鹅蛋脸、心形脸进行审美设计时要拉长面部的长度，可运用实际加长或视错觉加长，也可以同时运用实际加长+视错觉加长的审美设计加长脸的视觉长度。同时设计上缩窄面部的视觉宽度，运用实际缩窄、视错觉缩窄或同时运用实际缩窄+视错觉缩窄的审美设计，缩窄上、中、下面部。这时十字架模型中的横线往往要上移（可以绝对上移，也可以相对上移）。

以上是面部轮廓雕塑审美设计的构思。审美设计的构思相当复杂，包含形态审美设计构思、神态审美设计构思、韵态审美设计构思及重构构思。

考虑审美设计的复杂性，建议初学者按瓜子脸或鹅蛋脸或近似瓜子脸或近似鹅蛋脸的标准为求美者设计面部轮廓雕塑。

医疗美容艺术

面部轮廓雕塑

第三章　面部形态审美设计

第一节 照相

为求美者照相的目的不仅仅是为了术前、术后对比，还能解决可能的医患纠纷，同时能更好地发现问题和指导我们解决问题。

术前照相发现凹凸缺陷的同时，比直视下更容易发现面部两侧大小不对称、高低脸、月亮形弯脸（两侧弯或前后弯曲），并结合术前面部放松静态表情和微笑、大笑的动态表情的观察，指导我们审美设计，雕塑立体形态和生动的表情。

术中照相可帮助我们及时发现术中雕塑的不足之处，并给予及时调整。

术后跟踪照相，可让我们对术前审美设计的评估（包括形态和神态的评估以及技术应用的评估），特别是细微之处的衔接过渡和表情是否纠正或调整给予参考，并为可能的二次手术提供解决方案。从大量的照片中掌握透视出每个角度的立体感来全方位解决形、神、韵的问题，如图3-1为正面静态下标准照。

照片场所要求四面墙均要安装白炽灯，达到自然光线下的效果，防止术前照片有阴影。光线不足会产生阴影，阴影会加深凹凸处的深度，不利于审美设计。光线也不能过亮，防止术前照片曝光过度，使凹陷处的深度变浅甚至消失。如图3-2中法令纹消失了，不利于审美设计。

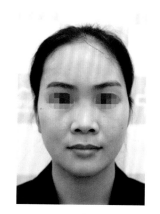

图 3-1 正面静态下标准照

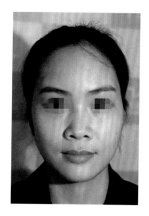

图 3-2 曝光过度示例

照相应注意的问题如下。

（1）照相机没有水平放置，或被照相者没有放松、面部没有呈垂直立位（站立或坐位）。如果照出的相片为低头状，会使额头部偏大，下巴偏小，脸部拉长和面部拉窄，如图3-3A比图3-1脸部拉长和面部拉窄。这样的面部照片（正面、45度和90度面颊松弛下垂消失），都不利于诊断和审美设计。

如果照出的相片为仰头位，会使额头变小，下巴变宽，下颌角变大，脸部会拉短和面部拉宽，如图3-3B比图3-1脸部拉短和面部拉宽。这些也不利于诊断和审美设计。

（2）照相机采用闪光灯照相，皮肤会变好，皱纹、眼袋、泪沟、法令纹、木偶纹等衰老的特征会消失，照片看上去更显年轻漂亮，如图3-2比图3-1更显年轻漂亮。这也不利于诊断和审美设计。

各项手术照相所需的角度不尽相同，具体要求如下。

（1）正面照：平视，不要仰头或低头。对做法令纹、鱼尾纹、眼袋纹项目的求美者要照一组微笑的照片。头发须扎起来，露额头、耳朵。

（2）45度侧面照：平视，双眼处于水平线，鼻尖和对侧的面部轮廓线显现。

（3）90度侧面照：平视，双眼处于水平线。拍照时以刚好看见对侧睫毛为准，如图3-4A为术前、图3-4B为术后。

（4）对做皮肤项目的求美者照两组照片（闪光和不闪光）。

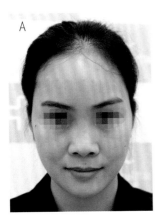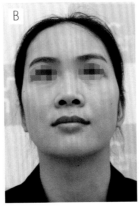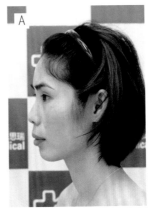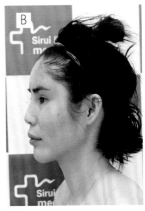

图 3-3　照相机没有水平放置　　　　图 3-4　90度侧面照

第二节　进针点

（一）选择进针点的原则

（1）为方便操作注射针进入受区，少弯折，不能人为过度抬高进针点附近的软组织造成过度分离。为了避免进针点周围软组织被人为剥离而造成进针点被过度分离，进针点区为一中央区隆起的面，则进针点选择在中央区最凸点，比如脸部侧面的填充选择颧弓最外凸的点。

（2）移植时方便注射针在各个进针点照应过渡。

（3）便于点、线、面的雕塑。

雕塑的点、线、面类型不同，进针点的要求也不尽相同。详见点、线、面的雕塑。

（4）便于各亚单位雕塑的衔接过渡，并符合雕塑后各亚单位的松软、紧实的要求。

面部脂肪移植各亚单位的分类，如图3-5所示。

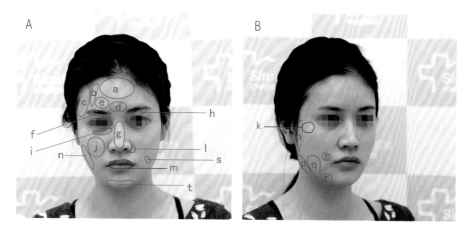

a.额头，b.额颞衔接区，c.颞区，d.眉间区，e.眉弓上凹陷区，f.眉毛，g.鼻子，h.上睑凹陷，i.泪沟，j.苹果肌，k.颧弓，l.鼻基底，m.唇部，n.颧弓下凹陷，o.耳前区，p.颌下颈颌夹角区，q.面颊区，r.下颌衔接区，s.颊沟，t.下颏。

图3-5 面部脂肪移植各亚单位的分类

（二）具体方法

（1）进针点尽可能少。

若1个进针点能达到雕塑的要求，尽量只选择1个进针点。比如苹果肌、鼻基底、颊沟、面颊、耳前区的填充只选择1个进针点，即颧弓最外凸的点。如果1个进针点不能完成雕塑，就选择2个及以上进针点。比如额部多弯曲的区域选择2个以上的进针点。

（2）进针点尽可能选择距离脂肪移植受区1—2cm以上的区域。这样移植的脂肪雕塑形态较好。

（3）便于点、线、面的雕塑，以达到更佳的移植抬高效果。

①雕塑的点是以平铺为主的，进针点选择以最容易进入受区的层次和距离脂肪移植区1—2cm以上的1个进针点为宜。比如面部较小的凹陷填充，颧弓下凹陷的填充，额部小凹陷的填充沟、

眼袋的填充，上睑凹陷填充等。

②若雕塑的点是以抬高、雕塑立体的形态为主的，进针点则至少是1个，并且距离填充区3cm以上，雕塑的立体感才强烈。比如，苹果肌、眉峰等的最凸点只选择1个进针点，额部的最凸点则选择3个以上的进针点。

③若雕塑的线是直线的，进针点则是1—2个，进针点尽可能在线的两端。比如少女线的雕塑等。

④若雕塑的线是曲线或转折线的，进针点则是1—2个，进针点选择在线的两侧，并且进针点尽可能远离填充区域。比如额颞衔接区转折线的雕塑。

⑤若雕塑的面是平面或近平面的，进针点则选择在雕塑平面区域的上方，进针点尽可能是1个。比如，颞区凹陷近平面的雕塑等。

⑥若雕塑的面是曲面的，进针点则选择在雕塑曲面的侧方，进针点选择可能是1个或多个。比如，颞区曲面的雕塑，选择颧弓后1个点进针；下面部面颊曲面的雕塑，只选择颧弓后1个进针点，耳前区曲面的雕塑只选择颧弓最凸点1个点进针。额颞衔接区的曲面雕塑，要多个进针点，才能使雕塑的线条柔美。比如额部最凸区域的曲面，由两侧眉头进针点、额颞衔接区进针点和额顶进针点进针，共同完成额部凸曲的雕塑。

⑦进针点往往也是面部的最凸点或是将要雕塑的最凸点，方便术中标志和过渡衔接。比如，颧弓最凸点、额头最凸点。

（三）进针点类型

1.额部最凸点

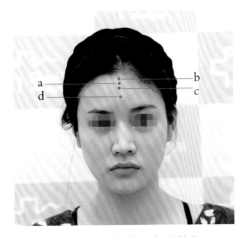

图3-6　额部最凸点进针点

额部最凸点是指将要雕塑额部最凸的点，常用的额部最凸点有两种。

一种是成熟稳重脸型额部最凸点。此点在将要雕塑的额部形态的正中线上、额部上0.382与额部下0.618交界处，如图3-6中的a点所示。当要拉长额部，轮廓线会定在发际线头发内，此时额部最凸点会与发际线较近，如图3-6中的b点所示，此点在将要雕塑的额部形态的正中线上、额部上0.191与额部下0.809交界处。当要缩短额部，轮廓线会设计在发际线头发外，此时额部最凸点就会远离发际线，如图3-6中的c点所示，此点在将要雕塑的额部形态的正中线上、额部上0.382与额部下0.618交界处。

另一种是幼稚脸型额部最凸点。此点在将要雕塑的额部形态的正中线上、额部上0.5与额部下0.5交界处，如图3-6中的d点所示。此点相对比较固定，几乎在额部的最中心点。

额部最凸点a、b、c、d对于额部形态的雕塑定位是起到决定作用的。

选择额部最凸点a和b为受区注射移植的区域有额部正中区域、额顶区域、眉间区域、额颞衔接区的近正中区域，如图3-5A、B红线所示区域。注射区域的边界是移植针正好到达移植区远端的位置，不会造成机械性过度分离。

额部最凸进针点主要用于额部最凸区域曲面的雕塑，额部和额颞衔接区的轮廓线雕塑，眉间区、眉上凹陷区域的雕塑。

2.额顶进针点

指额部轮廓设计线与额正中线相交点上2cm处的进针点，如图3-7A中的a点所示。此点几乎在发际线后的头发内，方便额部顶端和额颞部分轮廓线的雕塑，以及额凸点的区域曲面的雕塑。

额顶进针点建议注射的区域有额部上部、额颞衔接区域内侧，如图3-5红线所示区域。临床上用于雕塑额部轮廓线和额部上部的曲面。

面部脂肪移植各亚单位的进针点，如图3-7所示。

3.额颞衔接区进针点

指在眉峰垂直线与上额部轮廓设计线相交点附近的进针点，如图3-7A中的b点所示。

额颞衔接区进针点适用于颞区、额颞衔接区、额部上部、眉峰、眉上凹陷区的注射，如图3-5红线所示区域。

临床上用于额部上部、额颞衔接区、颞区轮廓线的雕塑，颞区、额颞衔接区和额部上部曲面的雕塑，眉峰的雕塑。此进针点的好处非常多，可改变额部的形态，也可改变额部在视错觉上的大小等。

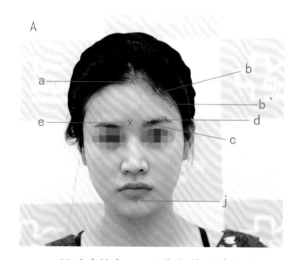
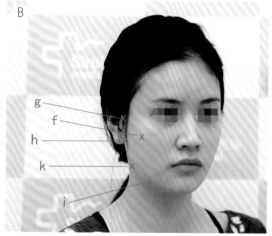

a.额顶进针点，b.额颞衔接区进针点，c.眉头进针点，d.眉峰进针点，e.眉间正中进针点，f.颧弓进针点，g.颞区进针点，h.耳根进针点，i.下颌缘进针，j.颞窝进针点，k.下颌角进针点。

图3-7　面部脂肪移植各亚单位的进针点

由于额颞衔接区进针点到颧弓区距离较远，直接注射于颧弓区比较困难，因此会选择1个辅助进针点，即额颞衔接区辅助进针点，如图3-7A中的b点所示。此点在颞区轮廓线设计线外后方的某一个点，距离移植受区2cm以上，有利于颞区曲面注射雕塑的过渡衔接。

额颞衔接区近外侧的轮廓设计线的雕塑，有时从额部最凸进针点注射雕塑比较困难，会在额颞最凸进针点水平线外两侧选择额部最凸辅助进针点来完成。

4.眉头进针点

指在眉头端眉毛缘处的进针点。左右各1个，如图3-7A中的c点所示。

适用于眉毛、眉间区、眶上凹陷、眉弓上凹陷、鼻根区、额部中下部曲面的雕塑，如图3-5红线所示区域。

临床上用于大凸线额部的雕塑，鼻根形态的雕塑和鼻额角的雕塑，眶周年轻化、眼神等的雕塑。

5.眉峰进针点

指在将要雕塑的眉峰处眉毛上缘的进针点。左右各1个，如图3-7A中的d点所示。

适用于眉毛特别是眉尾、眶上凹陷、额部区域的雕塑，如图3-5红线所示区域。

它是眉头进针点的辅助，临床上常用于上睑凹陷和外上眶周的雕塑。

6.眉间正中进针点

指两眉间正中的进针点。此点在鼻背正中线的延长线上，如图3-7A中的e点所示。

适用于鼻背、鼻头的雕塑，如图3-5红线所示区域。

7.颧弓进针点

指将要雕塑的轮廓线的前青春线与颧弓嵴连线交叉的点，有时候也可以设计在正面观时颧弓最外扩的最凸点上，如图3-7B中的f点所示。

颧弓进针点适用于眶周下部、颞区外下部区域的雕塑，苹果肌、鼻基底、上唇、颊沟、下面颊、颧弓下凹陷、耳前区、颧弓、颞区等的雕塑，如图3-5红线所示区域。

临床上常用于雕塑面中部的轮廓线，与四周各亚单位区域的过渡雕塑。定位好了，与各亚单位过渡衔接自然流畅；定位不好，与各亚单位过渡衔接不流畅，也很容易造成两侧变形、上中下面部衔接不自然，从而视错觉的运用很难发挥出来，雕塑苹果肌的立体形态和神态很难做到位，等等。总之，颧弓进针点的设计定位对整个面部形态的雕塑非常重要。

8.颞区进针点

指在颧弓嵴连线上、鬓角内的一个进针点，如图3-7B中的g点所示。

此点注射区域包括颧弓区、苹果肌区外侧、苹果肌最凸点、颞区、眶周外侧、颧弓下凹陷、面颊外侧、耳前区、耳下区，如图3-5红线所示区域。

临床上用于雕塑上述区域的形态，也用于雕塑轮廓线的形态和视错觉的运用。

此进针点也是颧弓区吸脂的进针点。

9.耳根进针点

指在耳垂处与面部交汇处的进针点，如图3-7B中的h点所示。

此点雕塑区域有耳前区域、下颌角区、面颊区、耳下颈部区域、下颌角下颈部区域，如图3-5红线所示区域。

临床上用于上述区域的雕塑和少女线的雕塑。

10.下颌缘进针点

指约在颏孔垂直线与少女线交叉的点，如图3-7B中的i点所示。

此点雕塑区域有下颏、少女线，如图3-5红线所示区域。

11.颏窝进针点

指在颏窝处的进针点，如图3-7B中的j点所示。

此点雕塑区域有下颏、下颏衔接区、下唇区，如图3-5红线所示区域。

12.下颌角进针点

指下颌角缘处的进针点，如图3-7B中的k点所示。

此点雕塑区域有面颊、颈部、耳下区，如图3-5红线所示区域。

临床上常用于上述区域的雕塑和少女线的雕塑。

第三节 面部轮廓审美设计构思及画线案例

一、脂肪移植的面部轮廓审美设计画线举例

（一）案例一

31岁女性，如图3-8A所示。自认为面部轮廓不够柔美。查体见，宽长比例适中，额头偏尖、偏长，颧弓稍微向两侧外凸，下颌角偏方。整体轮廓线条不柔顺。十字架模型中的横线位置绝对稍微向上移位，可以构思成鹅蛋脸。横线位置绝对向上移位较多可以构思成心形脸和卵圆脸。横线位置不移位可以构思成圆脸。最后与求美者沟通，选择圆脸的方案。

具体构思如下。

1.十字架模型审美设计

①以求美者的正面观面部最宽处为两侧颧弓间距，运用十字架模型中的横线位置，将要雕塑脸型的宽长比例和标准圆脸宽长比例接近，如图3-8B红线所示，只是上面部的长度偏长了点。运用视错觉现象在视觉上相对缩短竖线，设计上使十字架模型中的竖线上面部缩短少许，目测将要雕塑圆脸的宽长比例已经接近圆脸的宽长比例。

②十字架模型中的竖线与横线交叉位置、长度和宽度实际数值不改变的设计方案定好后，站在求美者的正前方，目测将要雕塑的圆脸上、中、下面部宽度与长度的比例是否已经接近标准圆脸的上、中、下面部宽度与长度的比例。即上、中、下面部的最宽处都在将要雕塑的标准圆脸轮廓线上，如图3-8C所示的中、下面部的最宽处在将要雕塑的蓝色实线大圈所示的标准圆脸轮廓线上，上面部最宽处在将要雕塑的蓝色实线大圈所示的标准圆脸轮廓内，基本满足了圆脸的审美设计方案。

2.双平面模型审美设计

①运用平面立体视错觉中的立体→平面的转化雕塑加宽两侧。从求美者的正面观，在两侧额颞衔接区画出将要雕塑圆脸的后青春线，额颞衔接区的后青春线在发际线上，如图3-9A红线所示。上面部轮廓由术前A面周边的A青春线投影构成的轮廓线，如图3-9B红线所示，用脂肪加宽两侧颞间实际间距，使术后A面周边的A青春线投影构成的轮廓线向外、向后移，如图3-9C红线所示。同时眉间区到两侧颞区的曲面的弯曲程度减小，即B面与C面连成一体，视觉上扩大上面

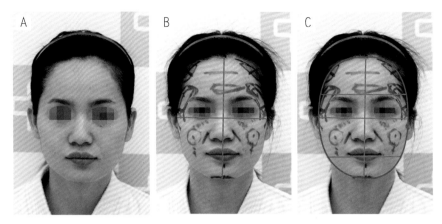

图 3-8 案例一十字架模型审美设计

部的宽度。按圆脸轮廓线条标记额颞衔接区A青春线及颞区A青春线，如图3-9D红线为青春线，红圈区域为填充区域。上面部加宽后运用长短胖瘦视错觉中的瘦→胖的转化视觉上缩短上面部，运用直曲线视错觉中的曲线→直线的转化进一步缩短上面部的长度。颞区的脂肪移植采用圆润法注射。

②中面部只是沿着上面部的轮廓线自然过渡向下，使中面部前段圆润即可。重点在颧弓最凸处向下，使苹果肌圆润。术前上、中、下面部均由A青春线投影构成不规则脸型轮廓线，如图3-9E红线所示；术后上、下面部由A青春线+中面部由B青春线投影构成的圆脸轮廓线，如图3-9F红线所示。

③把方的下颌填充圆润，从而使整张脸的轮廓为圆脸，如图3-9G红线所示术后少女线比图3-9E术前少女线圆润。

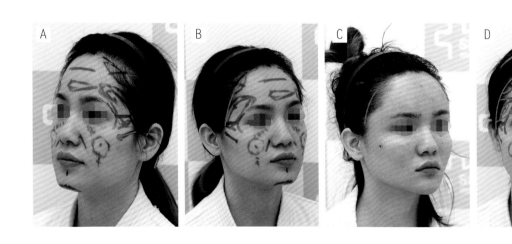

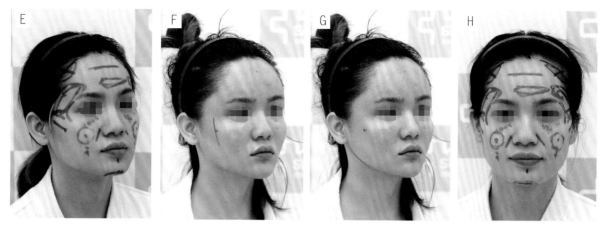

图 3-9　案例一双平面模型审美设计

最后，标记额头最凸处直线、眉间区、泪沟、苹果肌、法令纹区和下颏区，如图3-9H红线所示。图3-10为术后6个月的效果图。

（二）案例二

30多岁女性，如图3-11A所示。不满意脸方、脸长和消瘦，自觉显老、不美观。查体见面部轮廓为六方形脸，目测脸型长度偏长，面部最宽处明显偏窄，颧弓外扩，十字架模型中的横线居中。十字架模型中横线绝对位置不用移动，可以构思为圆脸和卵圆脸。横线位置稍微上移可以构思为类似鹅蛋脸。瓜子脸、心形脸由于下颏过宽，如果硬要向下延伸拉长，面部横线的最宽处加宽幅度也会加大，手术的难度系数明显加大。最后与求美者沟通，接受类似圆脸的方案。

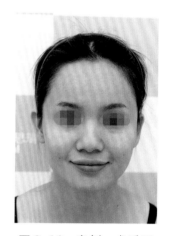

图 3-10　案例一术后图

具体构思如下。

1.十字架模型审美设计

①从求美者的正面观，在双侧颧弓的最凸处标记一个点，并标记出与颧弓平行的最凸处在体表的投影（如图3-11B红线所示），十字架模型中的横线（此案例为颧弓间距离）两端加宽，横线位置不移动（如图3-11C红线所示），横线的加宽处放在颧弓的后端区域（如图3-11D红线圆圈所示），实际加宽横线，此时宽长比例仍然偏小，未能达到类似圆脸的宽长比例。只能运用视错觉现象从视觉上缩短面部的长度，使将要雕塑的脸型宽长比例接近似圆脸的宽长比例。

②十字架模型中的长度和宽度定好后，从求美者的正面观，目测上、中、下面部的宽长比例已经接近圆脸的宽长比例。即设计后的上、中、下面部的最宽处目测都在将要雕塑的类似圆脸轮廓线上，如图3-11E上、中、下面部最宽处和竖线均在蓝色实线大圈所示的标准圆脸轮廓线上。

2.双平面模型审美设计

①从求美者正面观，在两侧额颞衔接区画出将要雕塑圆脸的两侧最上端，标记曲线的后青春线，额颞衔接区后青春线的标记向发际线前下移，缩短上面部。

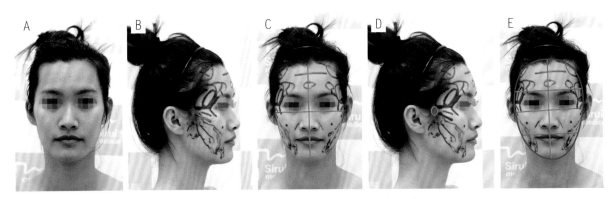

图 3-12 案例二十字架模型审美设计

　　在上面部沿着上述画好的额颞衔接区标记处的后青春线，向两侧颞区头发内向下圈出将要雕塑的轮廓线，加宽上面部的宽度，并运用长短胖瘦视错觉缩短上面部。同时，标记两侧颞区将要填充的区域，使一侧颞区轮廓线（A线）→额部约与眉峰垂直的竖线（B线）→额部正中竖线→另一侧额部约与眉峰垂直竖线→另一侧颞区轮廓线构成的曲面，由弯曲程度大到弯曲程度小的转化，运用平面立体视错觉中立体→面部的设计，使额部圆润的同时进一步缩短上面部，使上面部C面与正中矢状面的夹角变大。上面部术前的轮廓线由A面周边的A青春线和可见的B青春线投影构成（如图3-12A红线所示），雕塑后由加宽的A青春线投影构成术后轮廓线（如图3-12B红线所示），上面部顶部后青春线前移、两侧后青春线后移和向外扩。颞区的脂肪移植采用圆润法注射。

　　②在两侧颞区轮廓线向下延伸，标记出耳前区及下颌角区将要填充区域（如图3-13A红线圆圈所示），脂肪填充加宽两侧中面部的宽度，运用长短胖瘦视错觉中瘦→胖的转化，使整体轮廓变圆变短。同时在颧弓下凹陷区和面颊凹陷区标记出将要填充的区域（如图3-13B红线圆圈所示），运用平面立体视错觉中立体→平面的转化，如图同时运用远近视错觉中的远→近的转化，进一步使脸变圆和缩短中面部的长度。中面部术前的轮廓线由B青春线经过颧弓前段投影构成（如图3-13C红线圆圈所示），雕塑后由加宽的经过颧弓后段A青春线投影构成术后轮廓线（如图3-13D红线所示），两侧轮廓线后移和向外扩。

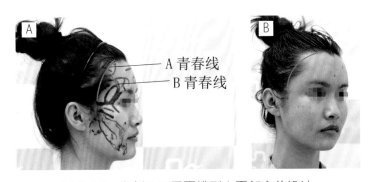

图 3-12 案例二双平面模型上面部审美设计

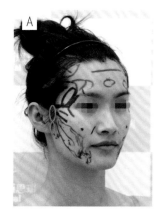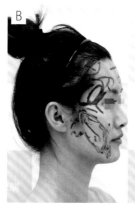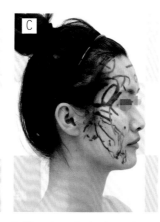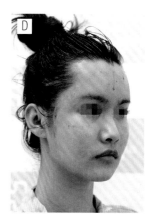

图 3-13　案例二双平面模型中面部审美设计

　　③下面部术前轮廓线由经过耳前区、下颌角、下颌缘、下颏最低点连线组成的A青春线投影构成的轮廓线（如图3-14A红线所示）。构思后的轮廓线是由经过下面部中段的B青春线投影构成（如图3-14B红线所示）。具体方案是在颧弓下凹陷区（如图3-13C红线圆圈所示）和面颊凹陷区标记出将要填充的区域（如图3-14C红线圆圈所示），运用平面立体视错觉中的立体→平面的转化，使轮廓线在侧面中段向外扩，同时在视觉上缩短下面部。

　　④标记额部最凸处水平线、眉间区凹陷区域、眉上凹陷区域、外侧眶骨在体表的投影、苹果肌最凸点和法令纹区域（如图3-15红线所示）。图3-16为术后即刻效果。

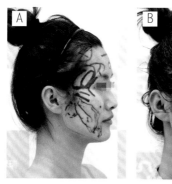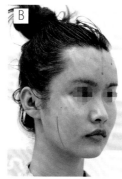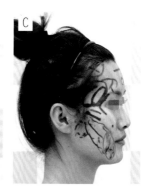

图 3-14　案例二双平面模型下面部审美设计

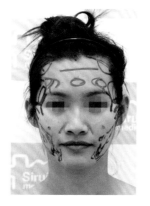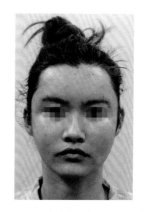

图 3-15　案例二其他标记区域　　　　图 3-16　案例二术后即刻效果

（三）案例三

33岁女性，如图3-17A所示。消瘦、脸长，自觉得憔悴、不美观。查体正面观，见面部最宽处在两侧，颧弓间距并且偏窄，长度偏长，宽长比例偏小，脸型偏窄长类似椭圆脸。上面部可见A、B双平面，C面与正中矢状面的夹角偏小；中面部轮廓线由经中面部前段的前青春线投影构成，中面部脸偏长；下面部偏长，下颏宽大圆润。十字架模型中的横线位置不移动可构思成椭圆脸或卵圆脸，横线位置向上移动可构思成瓜子脸或鹅蛋脸。最后与求美者沟通，选择鹅蛋脸的方案。

具体构思如下。

1.十字架模型审美设计

①从求美者正面观，十字架模型中的横线位置向上移动，由术前的两侧颧弓间距向上移动到眉尾与外眦间的合适位置（如图3-17B红线所示），同时横线的加宽处在颞区的后端。为了使宽大的下颏变柔和，在十字架模型中的竖线下端稍微加长（如图3-17C红线所示），同时视觉上脸型宽长比例与标准鹅蛋脸宽长比例接近。

②十字架模型中的长、宽位置和实际长度、宽度定好后，从求美者的正面观，综合运用视错觉现象，进一步缩短面部长度和宽度，包括上、中、下面部加宽后的宽度，重新构造新的轮廓线，使构思后上、中、下面部宽长比例与鹅蛋脸宽长比例相等。同时使上、中、下面部的最宽处都在将要雕塑的标准鹅蛋脸轮廓线上（如图3-17D所示）。

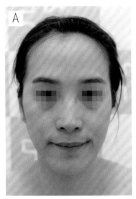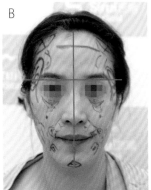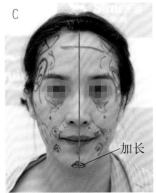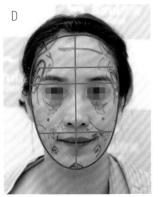

图3-17 案例三十字架模型审美设计

2.双平面模型审美设计

①在上面部两侧额颞衔接区画出将要雕塑鹅蛋脸两侧的A青春线（如图3-18A红线所示），此A青春线在发际线稍前的位置，即上面部顶部后青春线前移，运用远近视错觉缩短上面部，并标记额颞衔接区将要填充的区域（如图3-18B红线所示）。

在上面部沿着上述画好的额颞衔接处的A青春线，向两侧颞区头发内向下圈出将要雕塑的轮廓线（如图3-18C红线所示），脂肪填充加宽上面部的宽度，并运用长短胖瘦视错觉缩短上面

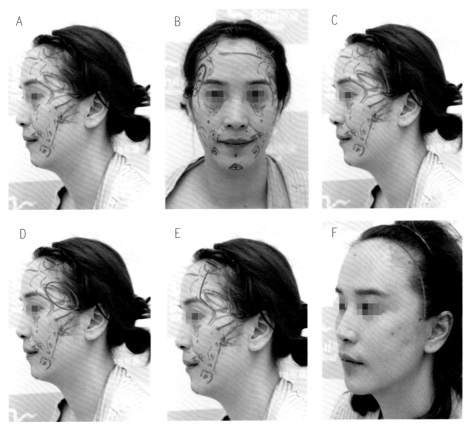

图 3-18　案例三双平面模型上面部审美设计

部。同时，标记两侧颞区将要填充的区域（如图3-18D红线圆圈所示），使一侧颞区轮廓线（A青春线）→额部约与眉峰垂直的竖线（B线）→额部正中竖线→另一侧额部约与眉峰垂直竖线→另一侧颞区轮廓线构成的曲面，由弯曲程度大到弯曲程度小转化，运用平面立体视错觉中立体→平面的设计，同时运用远近视错觉中的远→近的转化，使额部圆润的同时进一步缩短上面部，使C面与正中矢状面的夹角变大。上面部术前的轮廓线由A青春线和可见B青春线投影构成（如图3-18E红线所示），雕塑后由加宽的经过颞区后端的A青春线投影构成的轮廓线（如图3-18F红线所示），术后两侧后青春线后移和向外扩。颞区的脂肪移植采用圆润法注射。

　　②在双侧颧弓的最凸处画一个点，并标记出与颧弓平行最凸处在体表的投影，直线最前端是颧弓最凸点（如图3-19A红线所示）。沿两侧颞区轮廓线向下延伸，标记出耳前区将要填充的区域（如图3-19B红线圆圈所示），并加宽两侧中面部的宽度，运用长短胖瘦视错觉中瘦→胖的转化，使整体轮廓变圆变短。同时在颧弓下凹陷区标记出将要填充的区域（如图3-19C红线所示），运用平面立体视错觉中立体→平面的转化，同时运用远近视错觉中的远→近的转化，进一步使脸变圆和缩短中面部的长度。中面部术前的轮廓线由B青春线经过颧弓前段投影构成（如图3-19D红线所示），雕塑后由加宽的B青春线经过颧弓中段投影构成轮廓线（如图3-19E红线所示），术后两侧前青春线后移和向外扩。

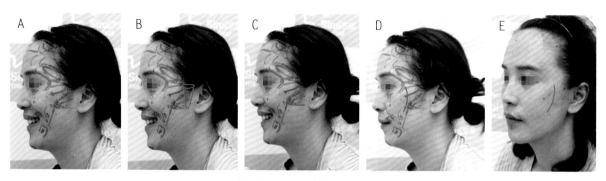

图 3-19　案例三双平面模型中面部审美设计

　　③下面部标记出耳前区、面颊凹陷区域和口角下凹陷区域等将要填充的区域（如图3-20A红线圆圈所示），运用平面立体视错觉中立体→平面的转化，缩短下面部的长度，并纠正下颏过宽。术前轮廓线由经下面部中段的青春线投影构成（如图3-20B红线所示）。设计后的轮廓线由经耳前区、下颌角、下颌缘、下颏最低点连线的青春线投影构成（如图3-20C红线所示），术后轮廓线两侧前青春线后移和向外扩。

　　④标记额部最凸处水平线、眉上凹陷区域、外侧眶骨在体表的投影、苹果肌最凸点和法令纹区域（如图3-21红线所示）。图3-22为术后即刻效果图。

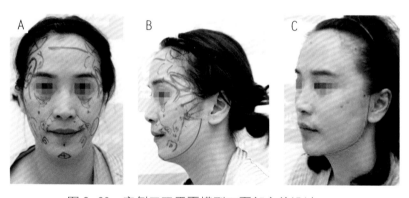

图 3-20　案例三双平面模型下面部审美设计

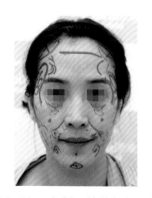

图 3-21　案例三其他标记区域

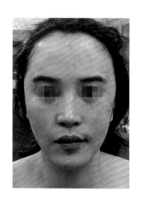

图 3-22　案例三术后即刻效果

（四）案例四

30多岁女性，如图3-23A所示。自述不满意脸多边形、两侧凹陷、颧弓和嘴凸。查体正面观，见十字架模型中最宽处在颧弓间距，宽长比例适中，脸不长也不宽，脸型为不规则的多角多边形。上面部可见A、B双平面，C面与正中矢状面的夹角偏小，上面部呈方形。中面部轮廓线由经颧弓前段的青春线投影构成，颧弓外凸明显。下面部面颊凹陷，下颌宽大，轮廓线由A青春线投影构成。

1.十字架模型审美设计

十字架模型中的横线位置不移动可构思成椭圆脸、卵圆脸和圆脸，横线位置向上移动可构思成瓜子脸、心形脸和鹅蛋脸。最后与求美者沟通，选择鹅蛋脸的方案。

①从求美者的正面观，十字架模型中的横线位置稍微向上移动，由术前的两侧颧弓间距向上移动到眉尾与外眦间的合适位置（如图3-23B红线所示，虚线为术前最宽处，实线为构思后的最宽处），同时横线加宽处在颞区的后端（如图3-23C红线圆圈所示）。在一侧颧弓的最凸处画一个点，并标记出与颧弓平行的最凸处在体表的投影，直线最前端是颧弓最凸点（如图3-23D红线所示）。为了使宽大的下颌变柔和，在十字架模型中的竖线下端稍微加长（如图3-23E红线所示），同时视觉上脸型宽长比例与标准鹅蛋脸宽长比例接近。

②十字架模型中的长、宽位置、实际长度和实际宽度定好后，从求美者正面观，综合运用视错觉现象后，构思后上、中、下面部的宽长比例已经接近鹅蛋脸的宽长比例，即上、中、下面部的最宽处都在将要雕塑的鹅蛋脸轮廓线上（如图3-23F所示）。

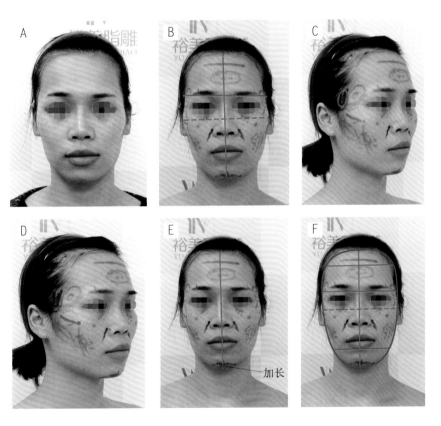

图3-23　案例四十字架模型审美设计

2.双平面模型审美设计

①在上面部两侧额颞衔接区画出将要雕塑鹅蛋脸的两侧A青春线（如图3-24A红线所示）。此案例两侧A青春线几乎在发际线的位置，术中运用转折线雕塑的方法使两侧额颞衔接区偏方的形状调为圆滑的形状，并标记额颞衔接区将要填充的区域（如图3-24B红线所示）。

沿着上述画好了的额颞衔接区A青春线，向两侧颞区头发内，向下圈出将要雕塑的两侧A青春线（如图3-24C红线所示），加宽上面部的实际宽度。同时，标记两侧颞区将要填充的区域（如图3-24D红线圆圈所示），使一侧颞区轮廓线（A青春线）→额部约与眉峰垂直的竖线（B青春线）→额部正中竖线→另一侧额部约与眉峰垂直竖线→另一侧颞区轮廓线构成的曲面，由弯曲程度大到弯曲程度小转化，运用平面立体视错觉中立体→平面的设计，使额部圆润的同时进一步增宽上面部，选择运用颞区拉直手法填充，尽可能使C面与正中矢状面的夹角不用改变过大，这样就可以尽可能避免上面部的长度变短过于明显。上面部术前的轮廓线由A青春线和可见的B青春线投影构成（如图3-25E红线所示），雕塑后由加宽的经过颞区后端的A青春线投影构成轮廓线（如图3-25F红线所示），术后轮廓线两侧后青春线后移和向外扩。颞区的脂肪移植采用拉长法注射。

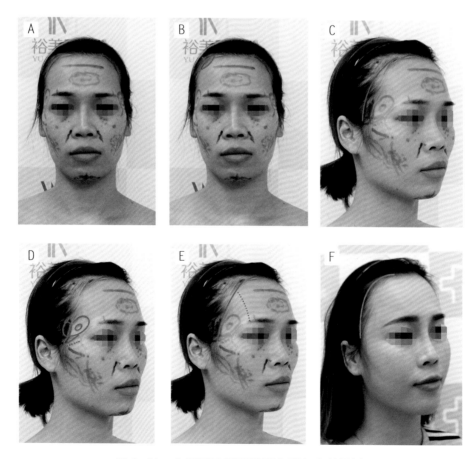

图 3-24 案例四双平面模型上面部审美设计

②中面部的处理。在颧弓的最凸处画一个点，并标记出与颧弓平行的最凸处在体表的投影，直线最前端是颧弓最凸点（如图3-25A所示）。此案例颧弓外扩半橄榄球形吸脂，由经颧弓前段移到颧弓中段前青春线投影构成的轮廓线，是比较好的方案，但求美者不接受吸脂，只好更改方案。把颧弓向外最凸点在颧弓标记的前青春线向后移位，尽可能移到颧弓中段，方法是在颧弓画的直线上，颧弓向外最凸点的前方填充，使颧弓前段向前向外抬高，拉直和拉长颧弓长度，运用远近视错觉中的近→远的转化，同时在颧弓后段向外侧填高，使颧弓最凸点向后移动，注意抬高两侧颧弓最凸点间距不能超过十字架模型上移的术后横线宽度，使中面部的C面与正中矢状面的夹角稍微加大，运用平面立体视错觉中平面→立体的转化，对冲变宽的中面部，使苹果肌区的曲面弯曲程度加大，最终结果是中面部宽度视觉变化不大，利于上面部向中面部轮廓的过渡。中面部术前的轮廓线由中面部经颧弓前端B青春线投影构成（如图3-25B红线所示），雕塑后由中面部经颧弓中段B青春线投影构成轮廓线（如图3-25C红线所示）。

③标记出下面部面颊凹陷区将要填充的区域（如图3-25D红线圆圈所示），运用平面立体视错觉中平面→立体的转化，缩窄两侧下面部的宽度。

④标记额部最凸处水平线、眉间区凹陷区域、眉上凹陷区域、外侧眶骨在体表的投影、苹果肌最凸点和法令纹区域（如图3-26红线所示）。图3-27为术后4年效果图。

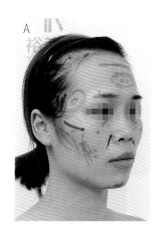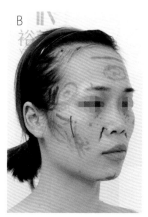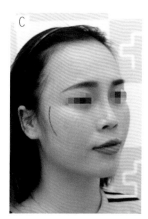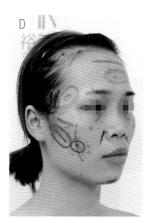

图 3-25　案例四双平面模型中面部审美设计

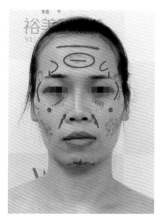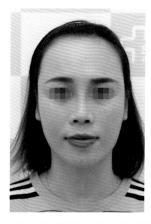

图 3-26　案例四其他标记区域　　　图 3-27　案例四术后 4 年效果图

二、脂肪移植+面部吸脂的面部轮廓审美设计画线举例

（一）案例一

20岁女性（如图3-28A所示），自述不满意两侧脸左大右小，额头偏方，下面部偏宽。查体见脸型类似鹅蛋脸，十字架模型中的最宽处在颧弓间距，长宽比例适中，上面部宽度偏窄，下面部宽度偏宽。横线位置不移动可构思成圆脸、卵圆脸，横线位置绝对向上移动可构思成瓜子脸、鹅蛋脸和心形脸。最后与求美者沟通，选择雕塑标准鹅蛋脸的方案。

具体构思如下。

1.十字架模型审美设计

①从求美者的正面观，在面部很宽的两处，即两侧颧弓间距和下颌角间距，经面颊部吸脂后预估术后实际宽度，下面部宽度还是稍微偏宽，为使上、中、下面部轮廓线连为鹅蛋脸，中面部颧弓区不再吸脂。运用十字架模型中的横线位置绝对上移（如图3-28B颧弓间红线为术前横线位置，眉毛处红线是构思后横线位置），即移动到与眉头相当水平的位置（如图3-28C红线圆圈所示），并在横线的两端加宽，使此处的宽度稍比两侧颧弓间距宽少许（如图3-28D眉毛处红线是构思后横线，并在横线的两端加宽，构思后的最宽处在颞区的后段）。视觉上竖线相对拉长，宽长比例已接近鹅蛋脸的宽长比例。设计上使十字架模型中的竖线不再绝对拉长。

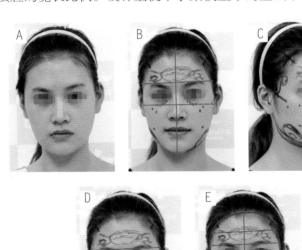

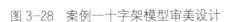

图 3-28 案例一十字架模型审美设计

②十字架模型中的长宽位置、实际长度和实际宽度设计好后，站在求美者的正面观，综合运用视错觉现象，实际拉宽上面部和缩窄下面部，重新评估构造新的轮廓线，即双平面模型构思，使上、中、下面部宽长比例接近标准鹅蛋脸的宽长比例，即上、中、下面部的最宽处都在将要雕塑的标准鹅蛋脸轮廓线上。如图3-28E红色横线实线所示，构思后上、中、下面部最宽处和竖线均在蓝色实线大圈所示的鹅蛋脸轮廓线上，红色虚线为术前中面部最宽处。

2.双平面模型审美设计

①在上面部两侧额颞衔接区，画出将要雕塑鹅蛋脸的两侧最上端的A青春线，A青春线在发际线稍后的位置，并标记额颞衔接区将要填充的区域。

术前轮廓线由穿过颞区后三分之一A青春线和B青春线投影构成（如图3-29A红线所示）。构思后的轮廓线，由穿过颞区后端A青春线和发际线投影构成（如图3-29B红线所示）。由于构思后十字架模型中的横线位置两端间的宽度加宽了，消除上面部的B青春线，运用长短胖瘦视错觉中瘦→胖的转化，上面部视觉长度会变短，因此额颞衔接区的画线相应的向上后移，移到发际线之后，尽可能保持术后长度变短不太明显，使C面与正中矢状面的夹角加大。B1面从左侧到右侧的曲面弯曲程度变小，使额顶→额颞衔接区→颞区的A青春线投影构成的轮廓线与鹅蛋脸的轮廓线相符，并标记颞区将要填充的区域（如图3-29C红线圆圈所示）。此案例颞区的脂肪移植可选择拉直法，也可选择圆润法注射，本案例选择圆润法注射。

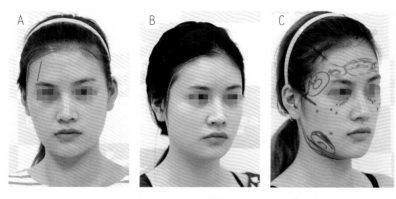

图 3-29　案例一双平面模型上面部审美设计

②在两侧颧弓的最凸处画一个点，并标记出与颧弓平行的最凸处在体表的投影，直线最前端是颧弓最凸点（如图3-30A红线所示）。 在中面部，术前的轮廓线由经颧弓后段A青春线投影构成（如图3-30B红线所示）。构思后经面部脂肪填充颧弓的前段和苹果肌的外侧，使B青春线前移，B青春线经颧弓中段，运用平面立体视错觉中平面→立体的转化，缩窄颧弓间距少许，中面部轮廓线由经颧弓中段的B青春线投影构成（如图3-30C红线所示）。

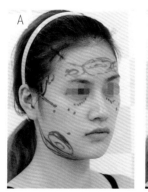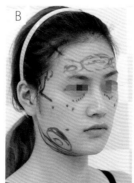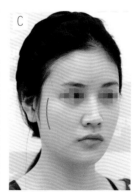

图 3-30　案例一双平面模型中面部审美设计

③下面部术前的轮廓线由经耳前区、下颌角、下颌缘、下颏最低点连线的A青春线投影构成（如图3-31A红线所示）。构思后的轮廓线是由面颊吸脂（如图3-31B红线圆圈所示）和颊沟区域脂肪移植来改变（如图3-31C红线圆圈所示）。缩窄下面部宽度的同时，运用平面立体视错觉中平面→立体的转化，使B青春线前移，过下面部的中段（如图3-31D红线所示），使面部圆润的同时，进一步缩窄下面部的宽度。上、中、下面部的轮廓线连为一体并构成鹅蛋脸。

最终由术前的上面部A青春线及隐约可见的B青春线→中面部A青春线→下面部段的A青春线投影构成的轮廓线，雕塑为上面部A青春线→中面部经颧弓中段B青春线→下面部中段B青春线→下颏投影构成的鹅蛋脸轮廓线。

④标记额部最凸处水平线、眉间凹陷区域、两侧眉峰位置、外侧眶骨在体表的投影、苹果肌最凸点泪沟、颊沟区域（如图3-32红线所示）。图3-33为术后3年9个月的效果图。

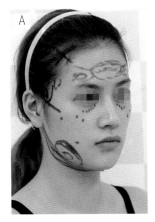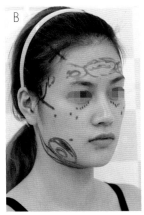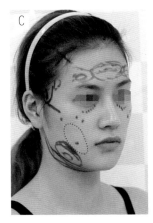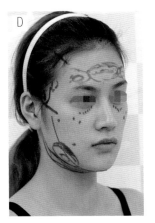

图3-31　案例一双平面模型下面部审美设计

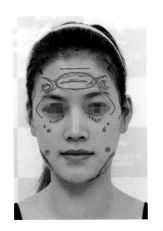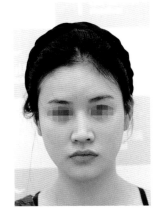

图3-32　案例一其他标记区域　　　　图3-33　案例一术后3年9个月效果图

（二）案例二

30多岁女性，如图3-34A所示。自述不满意脸大、脸圆。查体正面观，见十字架模型中最宽处在颧弓间距，长宽之比数值偏小，脸型为圆形脸。上面部不可见A、B双平面，B面与C面连为一体，额头偏宽，上面部轮廓由A青春线投影构成。中面部两侧颧弓宽大，轮廓线由经颧弓后段的A青春线投影构成，颧弓外凸明显。下面部面颊圆润，下颏偏小且偏尖，轮廓线由A青春线投影构成。

此案例没有多种脸型供参考和审美设计，只能把脸变小，选择近似鹅蛋脸的方案。十字架模型中的横线位置向上移动，由于颧弓区骨性宽大，横线上移加宽后脸会更大，只能选择上、中面部尽可能一致，假性上移，模糊颧弓间距宽大的问题。

具体构思如下。

1.十字架模型审美设计

从求美者的正面观，十字架模型中的横线位置不移动（此案例颧弓宽大且颧弓间距宽大，很难移动），设计上在眉尾与外眦间的合适位置（如图3-34B颧弓间红线为术前横线位置，眉毛处红线是构思后横线位置）加宽，使将要加宽的眉毛处横线宽度与颧弓间距宽度接近，视觉上假性上移，加宽处在颞区的中段。

在十字架模型中的竖线上、下端稍微加长（如图3-34C红线所示），上端拉长是通过把上面部顶端的轮廓线设在发际线内实际拉长和运用视错觉视觉上拉长。同时构思后的宽长比的数值尽可能向标准鹅蛋脸的宽长比例靠近，评估上、中、下面部的最宽处都在将要雕塑的近似鹅蛋脸轮廓线上。

2.双平面模型审美设计

①在上面部两侧额颞衔接区画出将要雕塑近似鹅蛋脸的A青春线（如图3-35A红线所示），标记线在发际线后面的位置为实际长度的拉长，使上面部拉长。术中运用转折线雕塑的方法使两侧额颞区偏圆的形状调为偏方的形状，并画出将要填充的额颞衔接区域（如图3-35B红线所示）。

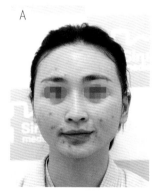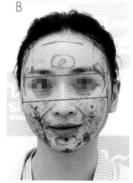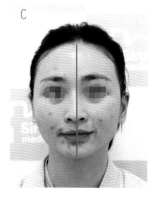

图3-34 案例二十字架模型审美设计

沿着上述画好的两侧额颞衔接区的A青春线，向两侧颞区头发内向下圈出将要雕塑的轮廓线（如图3-35C红线所示），进一步使两侧额颞衔接区偏圆的形状调为偏方的形状，加宽上面部的实际宽度。画出两侧眉峰的位置，向上画一虚线（如图3-35D红线所示），即将要雕塑的B面B青春线。标记两侧颞区将要填充的区域，使一侧颞区轮廓线（即A青春线）→额部约与眉峰垂直的竖线（B青春线）→额部正中竖线→另一侧额部约与眉峰垂直竖线→另一侧颞区轮廓线构成的曲面由弯曲程度小到弯曲程度大的转化，运用平面立体视错觉中平面→立体的设计，使额部立体的同时进一步拉长上面部，同时运用远近视错觉中的近→远的转化，使宽大的额头变小。标记颞区将要填充的区域（如图3-35E红线圆圈所示）。注意此案例应选择运用颞区拉直法填充，尽可能使C面与正中矢状面的夹角由大变小。术前的轮廓线由A青春线投影构成（如图3-35F红线所示），构思后由向两侧加宽、向后移的A青春线和隐约可见的B青春线投影构成（如图3-35G红线所示）。

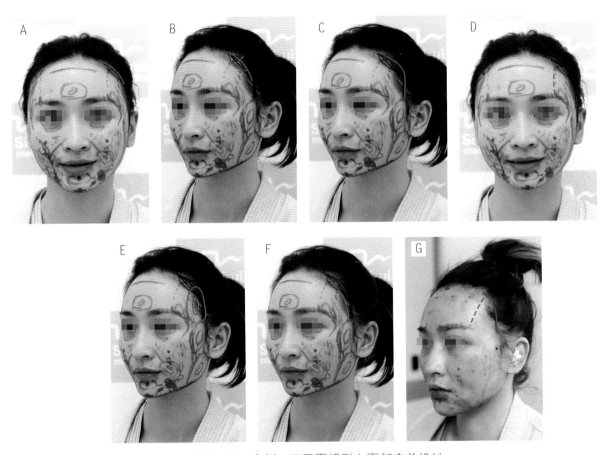

图3-35 案例二双平面模型上面部审美设计

②中面部的处理。在一侧颧弓的最凸点画一个点，并标记出与颧弓平行的最凸处在体表的投影，直线最前端是颧弓最凸点（如图3-36A红线所示）。为了使中面部实际宽度缩窄和视觉上缩窄，可通过两侧颧弓区吸脂缩窄颧弓间实际宽度，把颧弓向外最凸点在颧弓画的直线上向前移位，尽可能使术前颧弓最凸点在颧弓的中段移到术后的前段。方法是在颧弓上画的直线上，颧弓向外最凸点的前方填充，使颧弓前段向前向外抬高，拉直和拉长颧弓长度，运用平面立体视错觉中平面→立体的转化，缩窄两侧宽度。同时在颧弓中、后段半橄榄球形吸脂和耳前区吸脂（如图3-36B红线圆圈所示），使最凸点向前移动，同时运用远近视错觉中近→远的转化，进一步缩短

中面部的宽度，使中面部C面与正中矢状面的夹角变小。而后运用平面立体视错觉中平面→立体的转化，使苹果肌区的曲面弯曲程度加大，缩窄两侧宽度。

在苹果肌的中轴设计一垂直转折线（如图3-36C红线所示），在下端加长苹果肌，以及在上端填充泪沟或（和）眶沟（如图3-36D红线圆圈所示），实际拉长中面部，运用长短胖瘦视错觉中胖→瘦的转化，进一步拉长苹果肌使中面部拉长。中面部术前的轮廓线由中面部经颧弓后端的A青春线投影构成（如图3-36E红线所示），雕塑后由中面部经颧弓中段B青春线投影构成轮廓线（如图3-36F红线所示）。

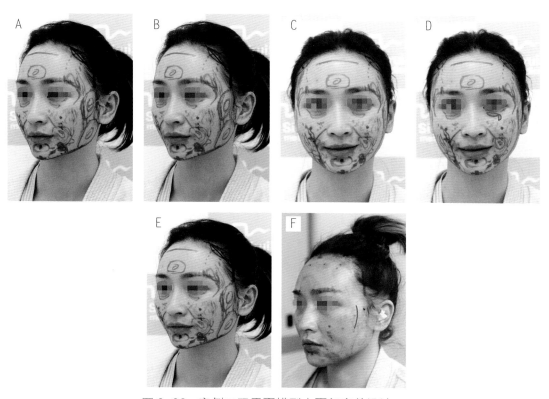

图 3-36 案例二双平面模型中面部审美设计

③下面部术前的轮廓线由经耳前区、下颌角、下颌缘、下颏最低点连线的A青春线投影构成（如图3-37A红线所示）。构思后的轮廓线是由耳前下区、面颊的吸脂（如图3-37B红线圆圈所示）和颊沟、美人沟、下颏衔接区、下颏脂肪移植来改变（如图3-37C红线圆圈所示）。首先计划在面颊区和耳前下区吸脂，把下面部两端的实际宽度缩窄。如果仍然觉得宽，运用平面立体视错觉中平面→立体的转化，视觉上缩窄下面部的宽度，填充美人沟的前端。同时使下面部C面与正中矢状面的夹角变小。填充下颌衔接区（如图3-37D红线圆圈所示），进一步运用平面立体视错觉中平面→立体的转化缩窄下面部的宽度。最后运用曲直线视错觉，把下颏向下向前凸起，下颏最低点到两侧下颌角的曲线弯曲程度加大，运用直曲线视错觉中直线→曲线的转化，视觉上进一步缩窄下面部宽度。

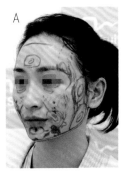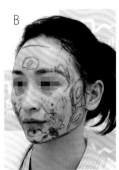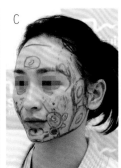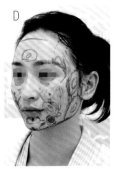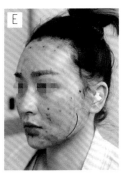

图 3-37 案例二双平面模型下面部审美设计

最终下面部的轮廓线由A青春线投影构成,调整为由B青春线经下面部中段到下颌最低点连线投影构成(如图3-37E红线所示)。

④标记额部最凸处水平线、眉间凹陷区域、两侧眉峰位置、外侧眶骨在体表的投影、苹果肌最凸点和法令纹区域(如图3-38红线所示)。图3-39为术后即刻效果图。

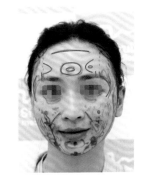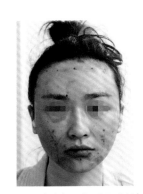

图 3-38 案例二其他标记区域　　　　　图 3-39 案例二术后即刻效果图

(三)案例三

30多岁女性(图3-40A),自述不满意脸宽、额头方。查体见面部轮廓为下大上小的柚子脸,上、中、下面部的宽度偏宽,长宽比例偏小,绝对拉长有难度。十字架模型中,横线位置不用移动,可以构思为圆脸和卵圆脸;横线位置稍微上移可以构思为类似鹅蛋脸;瓜子脸、心形脸的设计构思由于绝对拉长的长度过大而放弃。最后与求美者沟通,选择近似鹅蛋脸的方案。

具体构思如下。

1.十字架模型审美设计

①从求美者的正面观,在面部很宽的两处,即两侧颧弓间距和下颌角间距,经吸脂后预估术后实际宽度。运用十字架模型中的横线位置绝对上移,即移动到与眉头相水平的位置,并在横线的两端加宽(如图3-40B颧弓间红线为术前横线位置,眉毛处红线是构思后横线位置),使将要加宽的眉毛处横线宽度比颧弓间距宽度宽少许,横线位置绝对上移,加宽处在颞区的中段。设计后的脸宽长比例仍然未能接近似鹅蛋脸的宽长比例。设计上使十字架模型中的竖线绝对拉

长少许，即在下颌的最低端向下加长（如图3-40C红线圆圈所示），此案例向下加长的程度有限。此时，宽度仍然偏宽，宽长比例仍然未能接近似鹅蛋脸的宽长比例。

②十字架模型中的长宽位置、实际长度和宽度定好后，从求美者的正面观，综合运用视错觉现象，进一步拉长面部的视觉长度和缩窄面部的视觉宽度，包括中、下面部过宽的宽度。重新构造新的轮廓线，即双平面模型构思，预判设计后上、中、下面部的宽长比例接近鹅蛋脸宽长比例。即上、中、下面部的最宽处都在将要雕塑的近似鹅蛋脸轮廓线上（如图3-40D红色横线实线所示上、中、下面部最宽处和竖线均在蓝色实线大圈所示的鹅蛋脸轮廓线上，红色虚线为术前中面部最宽处）。

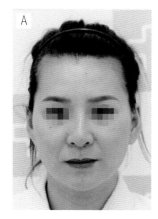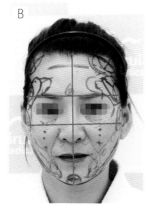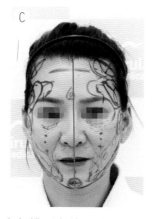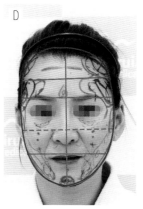

图 3-40　案例三十字架模型审美设计

2.双平面模型审美设计

①在上面部两侧额颞衔接区画出将要雕塑鹅蛋脸的两侧A青春线，两侧A青春线在发际线内向后的位置（如图3-41A红线所示），术中运用转折线雕塑的方法使两侧额颞衔接区偏方的形状调为圆滑的形状，并标记额颞衔接区将要填充的区域（如图3-41B红线所示）。

沿着上述画好的额颞衔接区A青春线，向两侧颞区头发内，向下圈出将要雕塑的两侧A青春线，加宽上面部的实际宽度。标记两侧颞区将要填充的区域，术前轮廓线由明显可见的B青春线和穿过颞区后段的A青春线投影构成（如图3-41C红线所示）。构思后的轮廓线由隐约可见向外扩展的B青春线和穿过颞区后段向外扩展的A青春线投影构成（如图3-41D红线所示）。采用拉直法填充颞区，避免术后上面部过宽。

构思后十字架模型中的横线位置两端间的宽度比较宽，运用平面立体视错觉中平面→立体的转化，缩窄上面部视觉宽度和拉长上面部视觉长度，使C面与正中矢状面的夹角变小，B1面从左侧到右侧的曲面弯曲程度变化不大。额颞衔接区A青春线的标记线在发际线内向后移动，拉长上面部，避免上面部加宽后，因长短胖瘦视错觉中瘦→胖的转化而缩短。颞区的脂肪移植采用拉直法注射。

方额角按额颞衔接区转折线完善，使额顶→额颞衔接区→颞区A青春线投影构成类似鹅蛋脸的轮廓线。

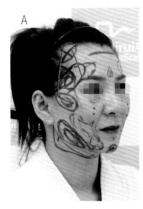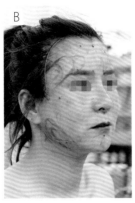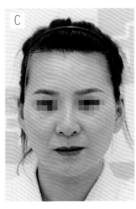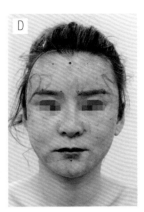

图 3-41 案例三双平面模型上面部审美设计

②在一侧颧弓的最凸处画一个点，并标记出与颧弓平行的最凸处在体表的投影，直线最前端是颧弓最凸点（如图3-42A红线所示）。在中面部，术前的轮廓线是由经颧弓中段的最凸处的B青春线和面颊后段的A青春线投影构成（如图3-42B红线所示）。构思后的轮廓线是经面部吸脂（颧弓区半橄榄球形吸脂和颧弓下耳前区水平吸脂）和脂肪移植苹果肌外下侧、美人沟面颊端，使苹果肌外侧缘隐约可见的转折线外移（如图3-42C红色虚线为术前苹果肌外侧缘隐约可见的转折线，图3-42D红色虚线为术后苹果肌外侧缘隐约可见的转折线，术后苹果肌外侧缘隐约可见的转折线外移），运用平面立体视错觉中平面→立体的转化，同时运用远近视错觉中近→远的转化，视觉上拉长中面部。最终的轮廓线由经颧弓前段和面颊中段的B青春线投影构成（如图3-43E红线所示）。关键点是颧弓区最凸点，移向颧弓平行的最凸处在体表投影线与颧弓区吸脂画线最前端的交叉点，即术后B青春线的定位，也是构思后的轮廓线所在之处，也使颧弓区吸脂后C面与正中矢状面构成的夹角最小。此时，中面部轮廓线大部分与苹果肌外侧缘重合。

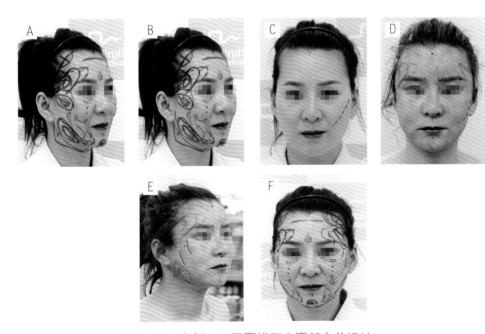

图 3-42 案例三双平面模型中面部审美设计

中面部的宽度若还是宽，则运用平面立体视错觉中平面→立体的转化，加大中面部（单侧苹果肌区域）B2曲面的弯曲程度，视觉上缩窄面中部，审美设计上在苹果肌约中轴处造一个转折线，脂肪移植时使此转折线向前凸。为了更进一步缩窄面中部，苹果肌中轴转折线的上、下两端，即在泪沟和颊沟处拉长苹果肌实际长度而拉长中面部（如图3-42F红线圆圈所示），运用长短瘦胖视错觉中短→长的转化，视觉上进一步缩窄面中部。在颧弓区半橄榄球形吸脂缩窄两侧颧弓实际间距，使C面与正中矢状面的夹角变小甚至平行，运用平面立体视错觉中平面→立体的转化，最大限度拉长中面部和缩窄中面部。

③下面部术前轮廓线由经耳前区、下颌角、下颌缘、下颏最低点连线组成的A青春线投影构成（如图3-43A红线所示）。构思后的轮廓线由耳前下区、面颊吸脂（如图3-43B红线圆圈所示）和颊沟、美人沟、下颌衔接区、下颏脂肪移植来改变（如图3-43C红线圆圈所示）。

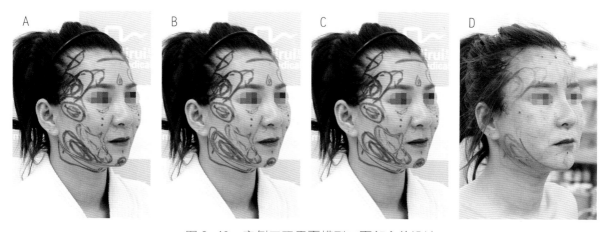

图 3-43　案例三双平面模型下面部审美设计

首先通过面颊区和耳前下区吸脂，把下面部两端的实际宽度缩窄。如果仍然觉得宽，则运用平面立体视错觉中平面→立体的转化，缩窄下面部的宽度。填充美人沟的前端，同时使下面部C面与正中矢状面的夹角变小。填充下颌衔接区，进一步运用视错觉现象缩窄下面部的宽度。最后运用直曲线视错觉中直线→曲线的转化，把下颏向下向前凸起，下颏最低点到两侧下颌角的曲线弯曲程度加大，缩窄下面部宽度。

下面部经吸脂缩窄后段和脂肪移植前移加宽前段，最终下面部轮廓线由A青春线投影构成，调整为由B青春线经下面部中段到下颏最低点连线投影构成（如图3-43D红线所示）。

④标记额部最凸处水平线、眉间区凹陷区域、眉上凹陷区域、外侧眶骨在体表的投影、苹果肌最凸点和法令纹区域（如图3-44红线所示）。图3-45为术后即刻效果。

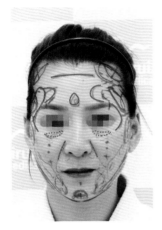

图 3-44 案例三其他标记区域

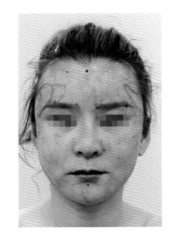

图 3-45 案例三术后即刻效果

　　审美设计的构思顺序：体形神韵审美设计→面部神态审美设计→面部形态（即面部轮廓、各亚单位的形态）审美设计。

　　而面部脂雕技术的构思顺序：面部轮廓雕塑→面部各亚单位形态雕塑→面部神态雕塑→形、神、韵合一。

医疗美容艺术

面部轮廓雕塑

第四章 脂肪的吸取采集

脂肪是人体最佳的填充剂和理想的吸脂雕塑标的。根据脂肪在人体中的不同分布情况吸取脂肪，经不同的工艺加工，再根据加工后的脂肪特点，填充于人体的不同部位，雕塑填充或雕塑吸脂塑造出各种所需要的不同形状。结合精细雕塑填充技术和精细雕塑吸脂技术，按照术前创造性的审美设计做到适度和过渡的技术要求，把每一件作品打造成艺术精品。对于初学者，最佳的学习手段是从正面的形态临摹开始，当临摹掌握了形态审美设计的雕塑技术特点后，再升华创造神态的审美设计和技术运用，循序渐进像塑造艺术精品一样去塑造求美者的容颜。

第一节　脂肪的分类

一、人体脂肪的分布和特点

人体内有许多脂肪，分布于皮下和内脏，医疗美容利用皮下脂肪分布特点，重新塑造人体的容颜，包括抗衰老提升，体表的相貌、形态和神态的调整和重构。脂肪的局部解剖示意图如图4-1所示。在深层脂肪的深面，脂肪团相对较粗大，血管也相对较粗和偏少，结缔组织相对偏少；深层脂肪的浅面脂肪团，相对于深面的脂肪团，脂肪团偏小，血管也较细和多，结缔组织偏多。浅层脂肪团就更加细小，血管更细，脂肪团之间结缔组织更多，韧性相对较大。

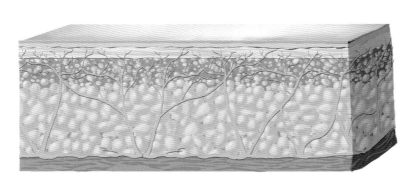

图 4-1　人体脂肪解剖示意图

在人体中腰腹大腿的脂肪团相对来说最大，手臂和小腿的脂肪团相对较小，而面颈部的脂肪团最小。另外腹部脂肪团之间结缔组织和血管相对较多，人体脂肪表面含有大量的血管基质组分（SVF）。

二、按抽取脂肪管径分类

1.大颗粒脂肪

大颗粒脂肪，是指采用直径为3.0—5.0毫米、开口为2.5毫米×3.0毫米以上的吸脂管，抽取得到的脂肪颗粒。

大颗粒脂肪特点：抽取的脂肪颗粒会较大，用于增容、抬高的效果最理想，临床上常用于填充深、中层和皮肤较厚的皮下（如下颌、苹果肌等）。不建议用于表面皮下的打磨和除皱，填充过浅或用于皮下的打磨和除皱，很容易在皮肤表面隆起，造成皮肤表面结节以及凹凸不平，甚至引起水肿样皮肤和肿泡不结实的现象。

2.中颗粒脂肪

中颗粒脂肪，是指采用直径为2.0—2.5毫米、开口约为1.5毫米×2.0毫米的吸脂管抽取的脂肪颗粒。

中颗粒脂肪特点：抽取的脂肪颗粒会较小，对于增容、抬高的效果不是很理想，但对于表面皮肤的打磨、皮表的光滑平整度效果很好，临床上常用于填充皮肤较薄处的塑形，比如眼周、泪沟等，不建议用于除皱和深层填充。如用于除皱，容易出现结节、不平整等现象。

3.小颗粒脂肪

小颗粒脂肪，是指采用直径为1.5—3.0毫米、开口为1.0毫米×1.0毫米的吸脂管抽取的脂肪颗粒。

小颗粒脂肪特点：抽取的脂肪颗粒非常小，它的填充和皮肤的打磨舒展效果不佳，常用于再次加工成SVF、纳米脂肪等，也可用于除皱。SVF、纳米脂肪不建议用于深、中层的填充，对于增容和抬高效果不理想。

大颗粒脂肪最佳的供区位于大腿内侧、外侧、后侧，膝内侧，腰两侧及腰后、胯部。选择脂肪团间和部分脂肪团间结缔组织含量相对较少的腹部深层脂肪，在此等部位抽取的大颗粒脂肪相对会较大，以及由于结缔组织含量少，结缔组织的网状结构偏少，不用太大的负压吸脂，极低的负压就可以抽取得到大颗粒脂肪，脂肪表面的细胞壁破裂的可能性较小，抽起的脂肪外围细胞壁尽可能保存完整，大颗粒脂肪被破坏的概率相对较小，非常有利于移植并存活下来，提高存活率。

躯体体表下的深层脂肪都是抽取中颗粒脂肪的部位，也可以由上述抽取的大颗粒脂肪，用组织剪剪小而制成中颗粒脂肪。

小颗粒脂肪的抽取部位为任意脂肪层。不建议将大中颗粒脂肪用组织剪剪小制成，因为含有较大较粗的结缔组织难以剪小，容易造成针管堵塞，不利于注射。

三、按加工工艺分类

按加工工艺分为静置脂肪、离心脂肪、过滤脂肪、吸附脂肪、纳米脂肪、SVF（血管基质组分）混合物脂肪等。

1.静置脂肪

静置脂肪是指经吸脂管吸取的脂肪，置于试管架上，静置大约5分钟，使脂肪和水充分分离，去除下层的水分，有时候吸取上层的油层而得到的脂肪。静置脂肪含有较多的细小颗粒脂肪和破碎的脂肪组织，同时破裂溢出的脂肪油含量相对较高。如图4-2所示。

静置脂肪的优点：脂肪移植注射时，不容易堵塞移植针，不容易注射成团块状、坨状，注射后皮肤表层较光滑。

静置脂肪的缺点：由于脂肪团内含有许多水分，静置脂肪颗粒比真实的脂肪团（特指无注射肿胀液的脂肪）会大很多，显示脂肪颗粒虚胖，移植受区后不好预估术后的形态，往往当时雕塑的形态不是术中、术后想要的雕塑形态。术中如果移植的量恰到好处，术后移植的量是远远不足的，术后填充增容很难预估是否恰当。术中如果移植的量过大，术后受区增容的量有可能还是不足或过量，术后表现为恰好或过量。静置脂肪移植于受区，由于油滴过多和小颗粒脂肪含量较多，术后求美者水肿变形严重，造成术后恢复时间较长。静置脂肪很难做到雕塑想要的形态，精准注射的度（适度）和渡（过渡）很难达到，很难雕塑出面部的神态和韵态。因此面部脂肪移植时，不建议使用静置脂肪。

2.离心脂肪

离心脂肪是指从供区抽取脂肪后，先静置去除下层水分，再置于离心机离心，再次去除水分并去除油滴而得。目前常用的转速是1000—3500转每分钟，离心时间2—5分钟不等 。如图4-3所示。

离心脂肪的优点：经过离心处理的脂肪会比较接近自然状态下的脂肪，移植到受区时，注射的量稍微过量（大约20%），则术后增容抬高的效果较为理想，术后水肿变形的幅度较小，恢复时间较短。利用离心脂肪移植，在雕塑形态上即时效果好，可达到术后想要的形状。在注射移植时能够很好地控制注射的量和注射的层次，很好地观察移植后即刻注射的表面是否过多隆起和不足凹陷现象（过多隆起用手指按平或吸出，不足凹陷再次注射解决，具体方法见并发症的预防和处理）。很好解决脂肪雕塑填充时的度（适度）和渡（过渡）的问题。

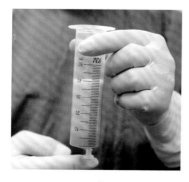
图 4-2　静置脂肪

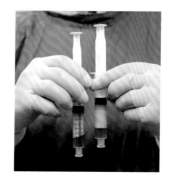
图 4-3　离心脂肪

离心脂肪的缺点：离心脂肪含有较多的油滴、破碎的脂肪组织以及细小颗粒脂肪，移植应用的量会比过滤脂肪和吸附脂肪偏多，另外离心机的转速过低，加工的脂肪含水分过多，术后的预估偏差偏大；离心机转速过高水分会偏少，水分是一个很好的润滑介质，水分偏少运用移植针注射时阻力会偏大，注射时容易造成针管堵塞或突然用力过大容易造成脂肪呈坨块状，不方便操作和塑造形状，注射手法和技巧要求相对会高许多。

3.过滤脂肪

过滤脂肪是指从供区抽取脂肪后，先静置去除下层水分，用网筛进一步过滤水分、油滴和破碎的脂肪组织，观察过滤后的脂肪湿度合适，3—4分钟即可获取，如图4-4所示。

过滤脂肪的优点：经过过滤处理的脂肪会比较接近自然状态下的脂肪，移植到受区时，注射的量稍微过量（大约20%），术后增容抬高的效果较为理想，术后水肿变形的幅度较小，恢复的时间较短。利用过滤脂肪移植，在雕塑形态上即时可见效果好，可达到术后想要的形状，同时也可以在注射移植时很好地控制注射的量和注射的层次，很好地观察移植后即刻注射的表面是否过多隆起和不足凹陷现象。很好解决脂肪雕塑填充时的度（适度）和渡（过渡）的问题。由于含水量合适，注射时不容易造成针管堵塞或脂肪呈坨块状。

过滤脂肪的缺点：没有太大的缺点。

4.吸附脂肪

吸附脂肪是指从供区抽取脂肪后，先静置去除下层水分，再用纱布进一步过滤水分、油滴和破碎的脂肪组织，观察过滤后脂肪湿度合适而获取的脂肪，如图4-5所示。

吸附脂肪的优点：经过吸附处理的脂肪会比较接近自然状态下的脂肪，移植到受区时，注射的量稍微过量（大约20%），术后增容抬高的效果较为理想，术后水肿变形的幅度较小，恢复的时间较短。利用吸附脂肪移植，在雕塑形态上即时可见效果好，可达到术后想要的形状，同时在注射移植时很好地控制注射的量和注射的层次，很好地观察移植后即刻注射的表面是否过多隆起和不足凹陷现象。很好解决脂肪雕塑填充时的度（适度）和渡（过渡）的问题。由于含水量合适，注射时不容易造成针管堵塞或脂肪呈坨块状。

吸附脂肪的缺点：制备过程较烦琐，脂肪浪费率较高。

5.纳米脂肪

纳米脂肪是指细小颗粒脂肪再经过乳糜器加工而成的脂肪，它的主要成分是脂肪碎片、水分和油滴（如图4-6所示）。

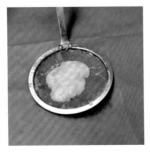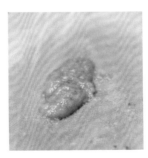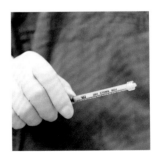

图 4-4　过滤脂肪　　　　图 4-5　吸附脂肪　　　　图 4-6　纳米脂肪

吸脂器械：①多孔的1.0毫米直径吸脂管。②有多种形状、多种形态的乳糜器。

制作过程：术前画好线，备好消毒铺巾，打好肿胀液，用多孔的、开口直径为1.0毫米的吸脂管，极低的负压吸取细小颗粒脂肪，静置去水分，分离出细小颗粒脂肪，放入10毫升注射器接上置换器，在另一侧接空的10毫升注射器来回对倒20—30次，然后再接上乳糜器，从一侧把细小颗粒脂肪通过乳糜器的过滤网推到另一侧空的注射器，再次捣碎细小颗粒脂肪，并且过滤结缔组织，经过乳糜器得到的脂肪即是纳米脂肪。

纳米脂肪的优点：细小润滑，容易用30G针头注射到受区。

纳米脂肪的缺点：含有破碎的脂肪组织，水分油滴含量过多，注射于受区，水肿明显，恢复时间较长，要多次注射才能保证效果。临床用于眼周的细纹。

6. SVF混合物脂肪

SVF混合物脂肪是指细小颗粒脂肪再次加工乳糜，以及离心处理而成的脂肪混合物，含有大量的SVF、破碎的脂肪和结缔组织（如图4-7所示）。

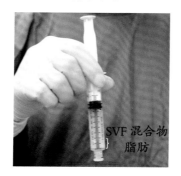

图 4-7　SVF 混合物脂肪

SVF混合物脂肪的优点：由于含有大量的SVF、结缔组织和细胞碎片，移植到受区，存活力和再生力效果理想。

SVF混合物脂肪的缺点：移植受区时容易堆积表面造成凹凸不平。临床常用于治疗体表皱纹和衰老的皮肤。

7.高硬度脂肪

高硬度脂肪是指抽起的大中颗粒脂肪，静置去水分、过滤去油、去破碎的脂肪组织和细小颗粒脂肪处理，再放入每分钟1万转以上的离心机离心10分钟以上再次脱水而制成的脂肪。

高硬度脂肪的优点：由于油滴、破碎的脂肪组织和细小颗粒脂肪含量非常少，细胞水分极少甚至为脱水状态，加工后的脂肪团比没有注射过肿胀液的正常人的脂肪团更结实，容积变小变硬，硬度和致密性更大，用于移植受区雕塑的状态更好，更不容易水肿。移植部位只需适当填充就可以获得良好的填充扩容的效果，更重要的是可以用高密度脂肪定高光点的形状，用于重要部位的精准雕塑技术和技巧，做到度（适度）和渡（过渡）的技术要求，雕塑形神合一。

高硬度脂肪的缺点：由于含水量过低，没有了水分这个润滑介质，移植时推动阻力非常大，容易把脂肪打成块状、坨状。

临床常用于眉弓、颧弓、眼周、苹果肌、鼻子、唇部、鼻基底、下颏、少女线衔接或再造。

第二节 脂肪的吸取采集方法概述

一、供区脂肪吸取

方法一：按照大颗粒脂肪分布章节的描述，在深层脂肪深面且脂肪团间的结缔组织含量相对较少的常见部位抽取。

方法二：在工作中我们经常遇到大腿、腰腹等部位很粗，术中抽出有质量的大颗粒脂肪偏少，给我们手术加大了难度和工作量，在这种情况下就可以用手捏法来判断和选择。用一只手的拇指与其他四指捏起要选择供区的皮肤和皮下脂肪（由于肌肉捏不起，捏得起来的软组织深层一定是脂肪），尽可能将供区皮肤捏得起来的软组织捏在手掌里，用拇指指腹和其他四指指腹一松一紧来回捏，如图4-8所示，感受指间的弹力和质地。如果质地越软弹性越强，捏起来的软组织越多，说明深层脂肪层厚、深层脂肪的深面脂肪颗粒质地好，脂肪间结缔组织较少，是理想的脂肪移植供区，术后移植的脂肪存活力和增容效果较好；反之捏起来脂肪少，质地偏硬，弹性差，则不是最佳的脂肪供区，术后移植的脂肪增容效果会较差。

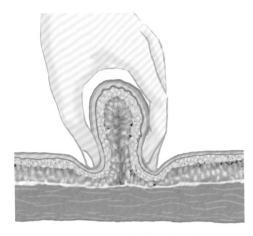

图4-8 手捏法判断脂肪供区

（一）供区画线

定好供区取脂区后，按审美设计画线前照相存档，术前画线的意义在于美化和修饰供区部位的美观度，提升美感和求美者的满意度。

1.大腿外侧

求美者穿没有弹性的一次性内裤（弹性内裤会使供区的软组织移位，画出的线条偏差较大，抽脂后会使局部软组织过渡欠缺，线条不流畅、不美，因此建议求美者裸身最好），术者标记求美者大腿外侧最凸出的部位，在胯部的位置定一个最高点（此最高点的术后标记应为抽脂后，胯部尽可能在侧面的最高处），再向下向内画出要吸脂的范围（此范围最好不要超过臀部下级的皱褶处，抽取此处脂肪容易造成臀部变形下垂），画线直达至腘窝上，在求美者正前方画出最凸出部位，从最高点圈出要取脂的范围。画线从上到下达膝盖外侧上方，大腿外侧下方的少脂肪区不要圈进画线圈，线条最后流畅地圈出要抽取的脂肪区。在最高处的上方约2.0厘米标记一个点，此标志点要兼顾万一要吸大腿前侧脂肪的情况，尽量避免再开一个进针口。如果供区脂肪足够多，画的圈可以小些，不够就圈大些。如图4-9A、B、C红线所示区域。

2.大腿内侧

标记大腿内侧上部和膝部最凸出的部位，术者转到求美者后面，画出大腿最内侧上部和膝部最凸出的部位，并与前面的画线连接起来，从前面腹股沟大约外2/3和内1/3交接处画一条线，从后面臀沟大约外2/3和内1/3交界处向下画一条线，再向前转折并与前线连接，从而把内侧最凸出

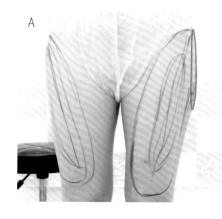
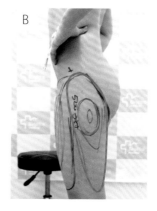
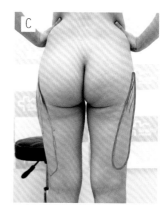

图 4-9　大腿外侧供区画线

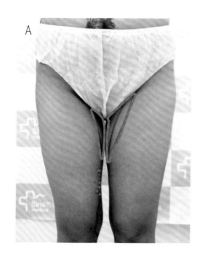
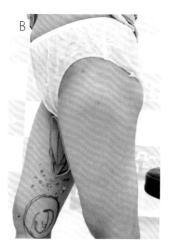
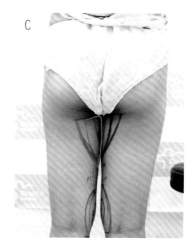

图 4-10　大腿内侧供区画线

的区域圈出来。在膝部内侧凸出的区域按上述方法圈出。两个圈之间如果脂肪较少、较薄标记为"×××"，意思是术中不用吸脂，如果要过渡吸脂标记为"……"。进针点选择在膝盖内侧的凹陷皱纹处，此处术后针口不明显。如图4-10红线所示区域。

　　3.大腿前侧

　　在大腿前侧最凸出处画一直线，再画一个圈，把最凸出处的大腿前侧区域圈起来，可以是一个圈，也可以是两个圈，视取脂量的多少而定。进针点为外侧胯部的一个点，此进针点可以兼顾外侧取脂时的吸脂。如图4-11红线所示区域。

　　4.膝盖内侧

　　大腿内侧取脂的画线，如图4-12红线所示区域。

　　5.大腿后侧

　　大腿后侧的取脂主要在大腿后侧的下1/2区域，大腿后侧的上1/2区域不建议吸脂，只做过渡处理，如果在此处取脂，很容易造成臀部变形下垂。

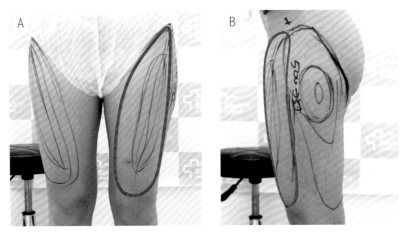

图 4-11　大腿前侧供区画线

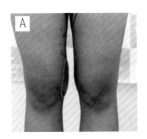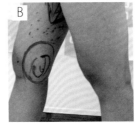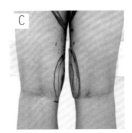

图 4-12　膝盖内侧供区画线

6.腹部

把供区圈起来即可，如图4-13所示。

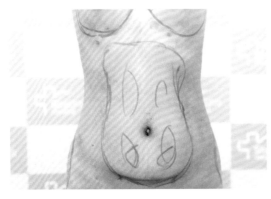

图 4-13　腹部供区画线

（二）取脂器械

注水针规格型号：管的直径为2.0毫米，孔的直径为1.0毫米的多孔状，长度有30厘米、40厘米、45厘米的注水针。

吸脂针规格型号：

三开口三排列，开口为2.0毫米×2.5毫米，管径为2.0毫米，长度有 30厘米 、35 厘米、40 厘米的吸脂针。

三开口三排列，开口为2.5毫米×3.5毫米，管径为3.0毫米，长度有30厘米、35厘米、40厘米的吸脂针。

三开口三排列，开口为3.5毫米×4.5毫米，管径为4.0毫米，长度有35厘米、40厘米、45厘米、50厘米的吸脂针。

三开口三排列，开口为4.5毫米×5.5毫米，管径为5.0毫米，长度有35厘米、40厘米、45厘米、50厘米的吸脂针。

二、麻醉

（一）全身麻醉

丙泊酚静脉注射麻醉，是一种很好的麻醉方法。它既能减轻求美者的恐惧感，又使其在术中很快苏醒，且精神状态无明显影响。

具体操作步骤：消毒铺孔巾后，常规丙泊酚静脉注射，求美者无知觉后，在取脂区域进针点局部麻醉，而后取脂区域脂肪内肿胀液注射麻醉。当取脂区域肿胀液局部麻醉完成和面部神经阻滞麻醉加受区局部完成后，停用丙泊酚，让求美者自然清醒。由于镇静止痛类药物，容易引起求美者恶心，头晕眼花，术中精神欠佳，配合度差，不方便雕塑理想的形态和理想的神态，因此术前、术后不能用此类药物。

（二）局部麻醉

肿胀液的配制如下。

局部麻醉下肿胀液的配制：500毫升0.9%氯化钠注射液+3支利多卡因+1/3肾上腺素。

全身麻醉下肿胀液的配制：500毫升0.9%氯化钠注射液+1.5支利多卡因+1/3肾上腺素。

在全身麻醉成功后，在进针点处局部麻醉，11号刀片破皮，缝合固定皮肤保护套，取管径2.0毫米或2.5毫米或3.0毫米的注水针连上20毫升或50毫升注射器，从针口进入深层脂肪的深面，把肿胀液先注入深层脂肪的深面，再注入深层脂肪的浅面。肿胀液的注射目的是使深层脂肪均匀地被注射，脂肪团稀释变软一致。理想的状态是深层脂肪深面硬度一致，而且最松软，深层脂肪浅面硬度也要一致，较松软。浅层脂肪不用注射肿胀液，尽可能保护浅层脂肪团。目的是使深层脂肪团均匀变软血管收缩，挤压供区内的血管，减少供区血液的存量。取脂时脂肪吸脂针来回运动，减少摩擦阻力，预防出血，取出的脂肪团油滴、血液和破碎的脂肪组织越少越好。

三、肿胀液注射

供区是否高质量注射肿胀液是脂肪技术（包括脂肪移植和吸脂塑形）能否高效率和高质量完成手术的关键。供区高质量注射肿胀液好处非常多。

第一，可以缩短手术时间，能很快地吸取脂肪。

第二，可以精准地抽取要吸脂的层次，做到人针（吸脂针）一体，手感非常好，手术底气十足。

第三，吸取的脂肪颗粒质量最好。由于供区脂肪充分均匀注射肿胀液后，所吸取区域的脂肪松软一致，减少吸脂时的牵拉强扯造成损伤。用合适的吸脂针在极低的负压下就可以轻松取出，同时所取的脂肪颗粒的表面细胞被破坏受损的情况最低，有利于提高脂肪移植的存活率。

第四，由于供区脂肪松软，吸脂针来回进针时几乎无阻力，操作者可非常轻松和高效地取出脂肪。

第五，供区高质量注射肿胀液，可以很好地保护浅层脂肪不被吸到，或吸到了也不容易被吸动损伤从而保护皮下血管丛，避免皮下血管丛破裂引起出血；同时吸脂全程只用轻柔的力气操作和极低负压吸脂，避免暴力吸脂和较高负压吸脂引起血管破裂出血，从而造成术中盲目操作和术后相续的并发症的发生，如感染、脂肪液化、凹凸不平、皮肤色素沉着、弹性下降、皮肤坏死、皮肤粘连等。

第六，高质量注射肿胀液术中损伤非常小，术后求美者疼痛感非常轻，而且供区恢复非常快。

第七，由于预防性地保护了稍大的血管不被破坏，降低了脂肪颗粒进入血管的概率，不会引起脂肪栓塞。

高质量注射肿胀液的要点是做好供区脂肪深层脂肪深面分层定位处理。具体方法如下，并同时阐述人体各部位分层定位处理的方法和特点。

（一）肿胀液注射的具体操作要点

（1）开始时辅助手（如左手）尽可能捏起供区的脂肪（由于皮肤及皮下脂肪可以捏起，而骨骼肌肉不能捏得动）。捏在手掌心的脂肪越多，拇指与四指指腹间的脂肪中间的位置就是深层脂肪的深面，注射针推进于此处是最理想的深层脂肪深面肿胀麻醉的位置。如图4-14红线区域为最佳注射肿胀液的层次。

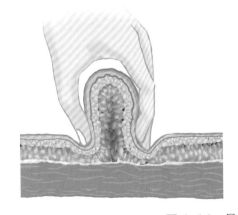
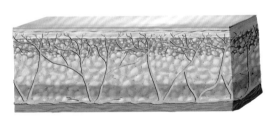

图4-14 最佳注射肿胀液的层次

（2）开始时进针的深浅，都要有辅助手（如左手）捏起尽可能多的脂肪，在拇指与四指指腹间进针（如图4-15所示）。

（3）深层脂肪深面分层定位：注射针进入深层脂肪层深面后，少量点状推注肿胀液做隧道（如图4-16浅绿色为注射的肿胀液）。注射肿胀液的量以不影响后续进针推送注水针为宜，并记住进针深浅。分层定位处理时，"…"状注射肿胀液时，注射的肿胀液的量能应做好隧道，使二次进针时很容易再次穿入此隧道内，并且不影响辅助手捏起供区脂肪再次对隧道的前方、左右侧的供区脂肪做同一层的定位分层处理，如图4-17所示。

（4）深层脂肪深面分层定位的目的：把要吸取的脂肪层次与肌肉层和（或）近肌肉层的深面脂肪隔离开来。隔离开后，加大肿胀液的注射量，把整个供区的脂肪"悬浮"起来（如图4-18浅绿色区域为注射的肿胀液的量较多，肿胀液已经把脂肪深层的深面脂肪分隔开了），方便后续的操作和预防出血、感染、血栓等并发症。此步骤尽可能做到深面脂肪与肌肉层隔离，同时尽可能在深面的同一个平面。

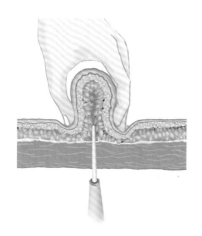

图 4-15　进针示意图

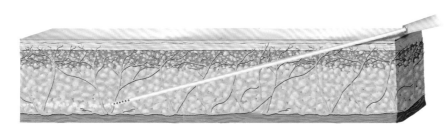

图 4-16　"…"状注射肿胀液示意图

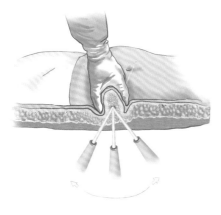

图 4-17　定位分层处理示意图

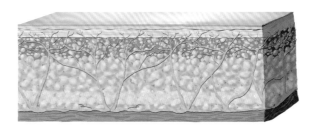

图 4-18　深面脂肪分隔示意图

深面脂肪分层定位的要点：辅助手尽可能捏起最大化的脂肪，在分层定位处理开始时，注水针在将要分层定位的层次中注射肿胀液要尽可能少，目的是做好层次的标志和方便第二次进针时找到之前的层次，同时注水针不用完全拔出进针点，尽可能一气呵成地在深层脂肪同一个深面的平面，把供区脂肪"悬浮"起来（如图4-19浅绿色区域为注射的肿胀液的量较多，肿胀液已经把脂肪深层的深面脂肪分隔开了。）。

（5）深面脂肪分层定位及分层处理的进针和注射肿胀液（比如平卧位时大腿外侧注射肿胀液）的顺序如下。

首先从进针点进到注射肿胀液供区脂肪深面的最远最隐蔽的区域，此处进针时辅助手捏起尽可能多的脂肪并把远端隐蔽区域脂肪向可见区域拨，并尽可能使注射针的远端进入此处的供区脂肪的深面，并行肿胀液适量注射。

其次是行远端不隐蔽的供区深层脂肪深面进针并适量肿胀液的注射，进行深面脂肪的分层处理。

最后是按原深面进针的隧道退回较近针口的区域，按之前定位好的与远端深面进针定位同一个层次，行近端隐蔽的供区深层脂肪深面和近端不隐蔽的供区深层脂肪深面注射适量的肿胀液。此步骤的要点是进针分层定位的整个过程一气呵成，中间最好不要拔出注水针管，并利用注射远端脂肪分层处理，肿胀液适量注射的同时，由于远端的水压力偏大，注入的肿胀液会沿着注水针的缝隙向近端涌入，加强近端供区深层脂肪深面的分层处理，并保证在同一个深层的平面，在供区把深层脂肪的整个深面悬浮起来。

这样操作的好处和目的如下。

①分层定位效果更好。如果供区深层脂肪深面近端先注射肿胀液，由于皮肤张力增大，近端供区脂肪变形，使得远端隐蔽处供区深层脂肪深面的分层定位困难，很难感知隧道的深浅和层次，从而使供区脂肪深面的分层不能定位在深面同一层次（如图4-20浅绿色区域所示），术中、术后容易产生出血、凹凸不平等并发症。

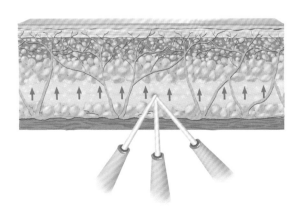

图 4-19 深面脂肪分层定位要点示意图

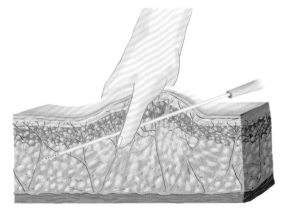

图 4-20 注射不在深面同一层次示意图

②操作省力。由于分层定位在深层脂肪深面的同一个层次，进针时摩擦阻力都很小，进针注射肿胀液和吸脂时非常省力。要避免注水针进入深层脂肪的深面层次不一，不在同一个平面上，造成深层脂肪的深面脂肪软硬不一。注射肿胀液充分的区域脂肪偏软，注射肿胀液不充分，甚至注射不到肿胀液的区域脂肪偏硬，造成供区深层脂肪软硬不一，使供区深层脂肪的深面有不规律排列的硬脂肪团的存在。这些硬脂肪团的存在，由于没有充分注入含有肾上腺素的肿胀液，血管收缩不够充分，致使血管内含有较多的血液。如图4-21所示为不佳的脂肪分层定位。如图4-22所示，深层脂肪注

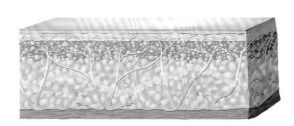

图 4-21　不佳的脂肪分层定位

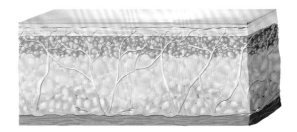

图 4-22　深层脂肪注射肿胀液不均

射肿胀液不均，深层脂肪分层定位之下深面血管充盈没有充分收缩。同时由于不规律的硬脂肪团就像一个个齿轮一样，当吸脂针进入时被挤压，摩擦阻力会非常大（如图4-23所示），术者会用较大的力气通过这些脂肪团，并大力吸脂，而生拉硬拽脂肪团内的血管容易被扯破，造成吸脂困难和出血并发症。

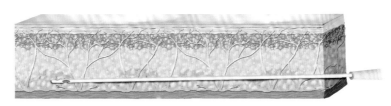

图 4-23　吸脂针被挤压

③避免注水针进入脂肪层与肌肉层之间的间隙，造成脂肪层和肌肉层的水分离（如图4-24为失败的水分层定位，分层定位处理不在脂肪层内）或注射肿胀液进入肌肉层（如图4-25所示）造成吸取脂肪困难甚至吸不出脂肪。因为人体的大部分部位，手能捏起的是皮肤和脂肪层，而肌肉层捏不起来，注射肿胀液控制在辅助手的指腹之间，那么就控制了注射肿胀液始终在脂肪供区的深面。

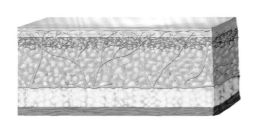

图 4-24　失败的水分层定位

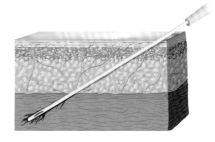

图 4-25　肿胀液进入肌肉层

④能很好地使供区深层脂肪深面充分分层定位和处理，由于有肾上腺收缩血管和肿胀液的挤压，能阻挡深层脂肪供区脂肪内的血管壁充盈和供血，使供区脂肪内血液减少，从而减少术中、术后出血；血管收缩使血管变小，血管壁变厚，吸脂时不容易损伤深面的较大血管，减少出血等并发症。

⑤方便注水针进针时能始终保证在供区深层脂肪深面的隧道上的脂肪区域内注射肿胀液，有利于吸脂。在极低负压下吸脂，深层脂肪深面分层定位好后近肌肉端脂肪不易被吸取，从而保护深层脂肪的深面近肌肉端脂肪（如图4-26所示）。

⑥有利于吸脂时手的敏感度，保证吸脂针的针口在吸脂过程中始终感觉在供区脂肪注射分层后，在分层上的脂肪内操作吸脂，这样可以轻柔而不用蛮力操作。避免插进肌肉层，致使肌肉术后酸痛；避免插入浅层脂肪致使皮肤凹凸不平和皮肤色泽的改变。

⑦有利于使用极低的负压抽取供区的脂肪，取出的脂肪颗粒均匀，大小一致，质量好。

（二）供区脂肪肿胀液的注射方法

脂肪肿胀液的注射方法主要有以下三种。

（1）深层脂肪深面分层定位、分层处理+深层脂肪近皮端深面脂肪适量注射肿胀液，而深层脂肪浅面和供区浅层脂肪不用注射肿胀液，如图4-27浅绿色区域为已经充分注射肿胀液后，深层脂肪的深面和中面脂肪软化一致。由于深层脂肪浅面和浅层脂肪没有注射肿胀液，深层脂肪浅面和浅层脂肪区域内的脂肪偏硬，当在非暴力进针进入吸脂区域时很容易进入供区的深层脂肪深面，而不容易进入深层脂肪浅面和浅层脂肪内，并在极低负压吸脂时很难吸除深层脂肪浅面和浅层的脂肪，使浅层脂肪受到很好的保护，且不用担心表面凹凸不平和不平整及出血多。

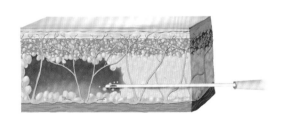 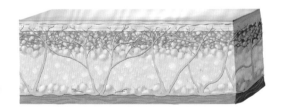

图 4-26　肌肉端脂肪不易被吸取　　　　图 4-27　深面和中面脂肪软化一致

（2）深层脂肪深面定位、分层处理+分层之上深层脂肪的深、浅面脂肪注射肿胀液，如图4-28浅绿色区域为已经充分注射肿胀液后，深层脂肪的深面和浅面脂肪软化一致。优点是可以抽吸更多的脂。

（3）深层脂肪深面分层定位、分层处理+深层脂肪深面适量注射肿胀液+深层脂肪浅层和浅层脂肪部分注射肿胀液，如图4-29浅绿色区域为已经充分注射肿胀液后，深层脂肪的深面、浅面和浅层脂肪软化一致。优点是方便体形雕塑，比如马甲线、腹肌等。

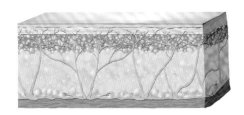
图 4-28 深面和浅面脂肪软化一致

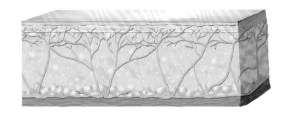
图 4-29 深面、浅面和浅层脂肪软化一致

（三）深层脂肪深面分层定位、分层处理后肿胀液的注射

（1）如果供区深层脂肪较多或只取少许脂肪，深层脂肪深面分层定位、分层处理后肿胀液的注射，行隧道近皮层的深层脂肪内注射肿胀液，采用放射状方式进针，同时适量注射肿胀液，浅层脂肪不需要注射肿胀液。

注射肿胀液的目的是收缩供区将要吸取脂肪深层区域内的血管，软化将要吸取供区深层脂肪，使吸脂针能在极低阻力下进入供区脂肪的隧道。吸脂时增加握吸脂针的手感，感知吸脂针进入松软的将要吸脂的区域和层次，如果阻力大和脂肪偏硬为非供区脂肪区域。做到人针（吸取针）一体，注射肿胀液后脂肪变松软，进退吸脂针时几乎不用力，从而避免暴力进针和退针，避免吸脂针进入浅层脂肪和分层定位、分层处理后下面的深层脂肪的深面和肌肉层，避免术中损伤血管，减少出血和表面凹凸不平等并发症。如图4-30所示吸脂针始终在浅绿色供区脂肪的区域内。

（2）如果供区脂肪薄而少，要抽取的脂肪相对较多，就按上述深层脂肪深面分层定位、分层处理的方式，分层定位处理后近皮肤层的深层脂肪都要充分注射肿胀液，浅层脂肪亦要适量、不能充分注射肿胀液。具体操作特点是，利用注射肿胀液后脂肪变松软，不注射肿胀区域的脂肪偏紧实，以及肿胀液含有利多卡因较容易扩散的特点，先在分层定位处理好的近皮肤端深层脂肪全层和浅层脂肪深面的一部分，放射性进针先注射部分肿胀液，重复上述的进针层次，近皮肤端深层脂肪全层适量注射肿胀液，最后补量到过度注射肿胀液。如图4-31所示，分成定位处理好后，深绿色区域为近皮肤端深面脂肪全层过度注射肿胀液，浅绿色区域为浅层脂肪的前面微量注射肿胀液。

优点是能吸取更多的脂肪，方便雕塑体形。缺点是不够熟练的操作者容易造成出血、凹凸不平、肤色肤质等并发症。

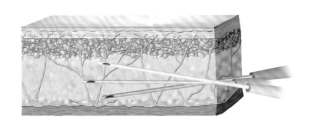
图 4-30 抽取脂肪相对较少时肿胀液注射示意图

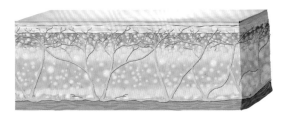
图 4-31 抽取脂肪相对较多时肿胀液注射示意图

（3）特殊情况下的体形雕塑吸脂，如马甲线、腹肌、肋间肌等的雕塑。按上述深层脂肪深面分层定位、分层处理的方式，分层定位处理后近皮肤端深层脂肪都要充分注射肿胀液，需要雕空全层脂肪区域的皮下浅层脂肪要充分注射肿胀液，不需要雕空的区域皮下浅层脂肪不用注射肿胀液。具体操作要点是，利用注射肿胀液后脂肪变松软，不注射肿胀区域的脂肪偏紧实，以及肿胀液含有利多卡因较容易扩散的特点，先在分层定位处理好的近皮肤端的深层脂肪和浅层脂肪的深面和要雕空脂肪的皮肤下，均要放射性进针先注射部分肿胀液；重复上述的进针层次，适量注射肿胀液，最后补量到过度注射肿胀液。如图4-32红色区域皮下脂肪全层都要过度注射肿胀液，注射肿胀液后的供区如右下图所示，全层脂肪层均为深绿色的过度注射肿胀液。如图4-32红色区域两侧，不需要雕空的区域皮下浅层脂肪不用注射肿胀液，注射肿胀液后的供区如右上图所示，近皮肤端的深层脂肪均为深绿色的过度注射肿胀液。

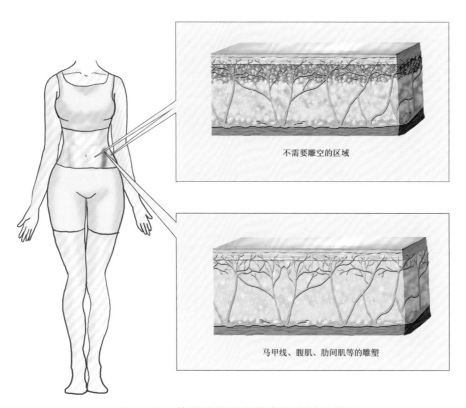

不需要雕空的区域

马甲线、腹肌、肋间肌等的雕塑

图4-32 体形雕塑吸脂肿胀液注射示意图

（四）注射肿胀液后达到好的吸脂标准

采用上述（三）（1）中注射方式后，吸脂标准为：①供区脂肪放射状均匀注射肿胀液后，握住注射针的针尖如扎在松散的沙子一样的感觉，阻力很小且无感觉触及硬团。②供区脂肪放射状均匀注射肿胀液后，表面皮肤肿胀，皮肤微微变白，但仍见有血色。

采用上述（三）（2）中的注射肿胀液方式后，吸脂标准为：①供区脂肪放射状均匀注射肿胀液后，握住注射针的针尖如扎在松散的沙子一样的感觉，阻力很小且无感觉触及硬团。②供区脂肪放射状均匀注射肿胀液后，表面皮肤肿胀，皮肤苍白明显，已不见有血色。

采用上述（三）（3）中的注射方式标准后，吸脂标准为：①供区脂肪放射状均匀注射肿胀液后，握住注射针的针尖如扎在松散的沙子一样的感觉，阻力很小且无感觉触及硬团。②供区脂肪放射状均匀注射肿胀液后，表面皮肤肿胀，不用雕空全层脂肪区域皮肤微微变白，需要雕空全层脂肪区域皮肤苍白明显。

注意注射肿胀液的范围应超出供区脂肪区域画线标志边界外2厘米以上，利于吸脂完成后的过渡塑形。注射肿胀液达到好的吸脂标准后，可以不用再等待肿胀浸润的时间，立即行吸取脂肪手术，缩短手术时间。

四、关于吸脂时注射肿胀液的步骤和方法

重点在于前侧部位（如大腿前侧）按标准进针注射肿胀液后，同时尽可能多地也要注射过渡区域（如大腿内、外侧和部分与大腿内侧、外侧相邻的大腿部分后侧）的肿胀液。吸脂时先吸前面可见部位再吸部分内侧、外侧过渡区域脂肪，不用完全吸取过渡区域的脂肪（如大腿前侧、大腿部分内侧、外侧），以便于翻身后从背侧也很容易吸取过渡区域内外侧未吸取的脂肪，方便翻身后，背后的脂肪注射肿胀液，不向内、外侧渗漏。注射肿胀液后背后脂肪松软均匀一致，减少术后并发症和提高手术的质量等。

环吸吸脂或体雕，也可以腰腹一圈或大腿一圈先分层定位处理，然后按上述方法先补量注射肿胀液先吸脂的部位，后翻身补量注射肿胀液把余下的脂肪吸除。

（一）腰腹部注射肿胀液的方法

由于呼吸时腹部的起起伏伏，下腹部无骨骼对内脏的保护和上腹部有肋骨保护，心理上易担心注水针会扎进腹腔和胸腔，造成严重的并发症，同时腹壁面积较宽，从而造成深层脂肪深面分层定位处理不容易，术者不敢轻易或很难把注水针扎入深层脂肪深面的脂肪内，难以做到高质量注射肿胀液。为了做好深层脂肪深面的分层定位处理，避免扎进腹腔、胸腔，建议初学者进针点选择两侧乳房外下的各1个进针点和腹下两侧各1个进针点，共4个进针点为注水进针点，并分别从4个进针点进针分层定位处理。

用辅助手的拇指和其他四指捏起尽可能多的脂肪，注水针在辅助手的深层脂肪进，尽可能在贴近腹肌表面、深层脂肪的深面进针，放射状水分离并做好此次腹部吸脂的深层脂肪深面分层定位、分层处理，对"…"状的注水方式做好分层定位的标记。如图4-33A所示注水针在不同方向、同一层次的深层脂肪深面分层定位、分层处理的开始状态，浅绿色区域为"…"状注射肿胀）。如图4-33B所示注水针在不同方向、同一层次的深层脂肪深面分层定位、分层处理的最终状态，深绿色区域为图4-33B所示浅绿色"…"状注射的肿胀液连成一片的状态。分层定位处理的肿胀液用量在60—100毫升。最后从4个进针点进针行脂肪分层定位处理好的深层脂肪进行过量补量，注射肿胀液。

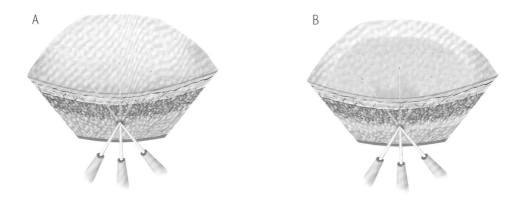

图 4-33 腰腹部肿胀液注射示意图

从下腹部进针点注射肿胀液的技巧是，辅助手顺着注水针向上腹部两肋的一端最上角的进针方向，垂直于注水针的方向捏起皮肤和皮下软组织，并提起附近的皮肤和皮下软组织向进针的相反方向用力，展平腹壁，包括提起腹肌和限制腹肌的起起伏伏，把腹肌暂时固定在一个平面，握注水针的主手以进针口为支点，注水针的针棒向下压，并利用进针点附近的深层脂肪已经做好了分层定位处理的有利条件，用已经进入脂肪深层的注水针的针棒压迫包括腹肌在内的分层定位处理后深面的软组织向下，同时把注水针尽可能贴近腹肌缓慢地向上腹部的最上角方向进针，向上进针的同时对"…"状注水方式做好分层定位的标记。重复上述的操作沿着腹壁的平面放射状做好整个腹部的深层脂肪深面分层定位处理。

放射状从远端开始，多层次多点均匀地、充分注射肿胀液于分层定位处理好后的近皮端的深层脂肪内。浅层脂肪是否要注射肿胀液，可根据情况定。如果脂肪层很厚，浅层脂肪不用再注射肿胀液；如果脂肪层不是很厚，求美者又要吸脂，可以在浅层脂肪的深面，用2.0注水针注射一些肿胀液，但绝对不能在皮下注射肿胀液和注水针千万不能进入皮下浅层（依据是皮肤在整个注水过程中，不能见有走针的痕迹，比如针尖顶起使皮肤凸起和进针过浅皮肤凹陷），注射肿胀液后皮肤不能充分发白。如果是体雕，人造马甲线，就在将要雕塑马甲线皮肤浅层充分注射肿胀液，使皮肤充分发白。从下腹部进针点进行吸脂，同注射肿胀液的顺序轻柔无暴力吸脂。

吸脂时可以选择4个进针点，也可以只选择下腹部的2个进针点。

（二）此吸脂操作的优点

（1）由于分层定位处理充分，分层定位处理后的近皮肤端深层脂肪内注射肿胀液后，取脂区域内的脂肪松软一致，可以做到极低负压下轻柔吸取脂肪，取出的脂肪颗粒质量好，结缔组织含量少，加工相对简单和注射脂肪移植到受区时能精准控制脂肪的出脂量，利于点、线、面、弧等形态的雕塑。

（2）对供区内的软组织和血管损伤小，出血少，减少术后渗液和感染等并发症。吸取脂肪都在辅助手感知下，术后凹凸不平的并发症大大减少。

（三）妈妈臀的注射肿胀液方式特点

此处皮肤较厚，吸脂后只有保存一层很薄的浅层脂肪效果才明显和不容易出现术后凹凸不平的现象。此处脂肪全层应充分注射肿胀液。首先，选仰卧位，从同侧下腹部进针点进针，做好腰两侧的深层脂肪深面分层定位处理，此处很好定位，一侧大约用肿胀液的量约50毫升。最后从后内上方开始，放射状多层次多点均匀地补充肿胀液，浅层脂肪内也要充分注射肿胀液，使整个侧腰部吸脂区充分注射肿胀液，直到皮肤变白为止。

背部和腰后皮肤很厚，术后出现皮肤凹凸不平的情况少见，此处脂肪全层应充分注射肿胀液，背后纤维结缔组织较多，吸脂前最好用工具把它们弄断。选择卧位，先做好腰后处的深层脂肪深面定位处理，再放射状全层脂肪充分注射肿胀液。

（四）大腿注射肿胀液的方法

进针点选择大腿外侧上方合适的一个点，此点可以兼顾大腿前侧和后侧大部分，以及从膝盖关节内下侧褶皱凹陷处进针。采取仰卧位。

（1）从大腿外上侧的进针点，先做最远端和最隐蔽的大腿后下侧的脂肪深面定位分层处理，再按大腿外侧后下方→大腿外侧前下方→大腿外侧后上方→大腿前侧的内下方→大腿前侧的外下方→大腿前侧内上方→大腿前侧外上方→大腿外侧前上方进行深层脂肪深面分层定位处理。

（2）从膝盖关节内下侧皱纹凹陷处进针，在膝盖下垫一枕头，按大腿后侧内上方→大腿内侧上方→大腿后侧内下方→大腿内侧下方→膝盖内侧进行深层脂肪深面分层定位处理。

（3）按（1）的进针顺序，放射状对分层定位处理后的近皮肤端深层脂肪多层多点均匀充分注射肿胀液，使深层脂肪均匀软化。

（4）按（2）的顺序，放射状对分层定位处理好后的近皮端的深层脂肪多层多点均匀充分补充肿胀液，使大腿内侧和后侧脂肪均匀软化。

（5）此时深层脂肪的肿胀液可以超量注射。

（6）在大腿比较粗大脂肪较多的情况下，浅层脂肪可以不用注射肿胀液。脂肪不是较多的，可以在浅层脂肪的深面注射部分肿胀液，浅面不能注射肿胀液。

（7）初学者，建议等待20—30分钟后吸脂。

（五）上臂注射肿胀液的方法

采取仰卧位。进针点选择在肘关节后面褶皱的两个凹陷处。

（1）助手拉直术者手臂向上，并贴近求美者的头部。从进针点进针，按腋后→腋窝→腋前进行分层定位处理。

（2）助手把术者手掌放腹前位，进行三角肌区域及上臂后侧分层定位处理。

（3）再次手臂向上拉直位，进行上臂内侧→外侧的分层定位处理。

（4）手臂向上拉直位，从进针点进针，在脂肪分层定位处理好后近皮端的深层脂肪按腋后→腋窝多层多点均匀过量注射肿胀液。

（5）手掌放腹前位，对三角肌区及上臂后侧多层多点均匀过量注射肿胀液。

（6）手臂向上拉直位，对腋前→上臂外侧→上臂内侧多层多点均匀过量注射肿胀液。

（7）初学者，建议等待20—30分钟后吸脂。

（六）小腿注射肿胀液的方法

选择俯卧位。进针点选择腘窝两侧。下面以右小腿为例。

（1）选择2.0毫米口径（如果把握不好脂肪的厚度，改用1.2毫米口径）注水针从腘窝外侧进针点进针，进行脂肪分层定位处理，而后到小腿后侧进行脂肪分层定位处理。

（2）从腘窝内侧进针进行小腿内侧分层定位处理。

（3）有些求美者小腿脂肪不是很厚的，用1.2毫米口径注水针，小心轻柔进入脂肪深面，注意不要进到脂肪与肌肉的间隔，否则易在术中抽不出脂肪。如果进入脂肪与肌肉的间隔，推针有明显落空感，而进入脂肪的深面明显有阻力感。

（4）如果要对近踝处吸脂，可以把注水针弯曲少许，进行脂肪分层定位处理。

（5）做好分层定位处理后，先近踝区外侧→后侧→内侧脂肪放射状、多层多点均匀补充注射肿胀液，再到小腿外侧→后侧→内侧，再到近腘窝区外侧→后侧→内侧的近皮端脂肪内放射状、多层多点均匀补充注射肿胀液，至皮肤发白为止。

（七）各躯体部位的注水针的选择

为了更好地进行分层定位处理，注射肿胀液要选择偏稍小的注水针，比如管径是2.0毫米、2.5毫米的注水针进针分层定位比较准确和手感更好，推注肿胀液会比较少，利于肿胀液分层定位处理和均匀补水的注射，术后供区脂肪松软会比较均匀一致，保证吸取的脂肪质量，并减少并发症。

选择方法：①供区脂肪较薄或浅层脂肪的注射肿胀液选择管径是2.0毫米的注水针；②较厚的供区脂肪选择管径是2.0毫米或2.5毫米的注水针；③很厚的供区脂肪选择管径是2.5毫米或3.0毫米的注水针。

具体情况大致如下：手臂、腋下、腋前和腋后选择管径是2.0毫米的注水针；后背选择管径是2.5毫米的注水针；腹部、腰部选择管径是2.0毫米或2.5毫米的注水针；大腿、膝盖选择管径是2.5毫米或3.0毫米的注水针；小腿选择管径是1.2毫米或2.0毫米的注水针。

各躯体部位分层定位处理好后，按自己的偏好可以选择同样口径的注水针或稍微偏大点的注水针补量注射肿胀液，以达到理想的效果。

建议小腿和手臂做好脂肪深层定位处理好后，仍用2.0毫米注水针继续放射状补充注射肿胀液，至皮下脂肪充分软化为止。

五、吸脂取脂肪

肿胀液注射完成后，吸脂负压和吸脂顺序的选择，可以提高吸脂的效率，吸出的脂肪颗粒质量好，而且还可减少供区并发症如出血、供区皮肤凹凸不平等。

预防出现并发症是吸脂术的重要环节，避免出现并发症要摆在第一位，而不是待并发症发生后如何处理。如果吸脂并发症的预防做好了，做到心中有数，术后护理就非常简单了。如果没有做好吸脂并发症的预防，做不到心中有数，术后护理会非常费劲。

怎样预防吸脂并发症发生呢？这关乎深层脂肪深面分层定位处理的操作和判断、肿胀液的补充注水操作和判断、各部位吸脂的顺序、吸脂的操作和判断等环节。

（一）手工吸脂针和吸脂设备吸脂针

手工吸脂针规格有管径2.0毫米、3.0毫米，开口为1.8毫米×3.0毫米，长度从30厘米到45厘米不等。

吸脂设备的吸脂针规格有管径4.0毫米、5.0毫米，开口为1.0毫米、3.0毫米、5.0毫米×5.5毫米，长度从40厘米到55厘米不等。

（二）手工吸脂的方法

吸脂加工成纳米脂肪和SVF混合物脂肪应选择手工吸脂，规格是管径2.0毫米或3.0毫米，开口偏钝的直径为1.0毫米多孔，长度为30厘米的吸脂针。

1.吸脂时注射器的手握方法

用五指轻握注射器，手掌为中空不触碰到注射器的握法，如图4-34所示。吸脂时尽可能只利用拇指和小指分开的力进行注射器负压吸脂。避免大力或暴力负压吸脂，只利用轻柔的力量进行负压吸脂。这样吸取的脂肪颗粒大小一致，细颗粒脂肪少，没有过多的脂肪碎片和油滴，血管不容易破裂，不容易出血，脂肪质量好，有利于移植后的脂肪存活。

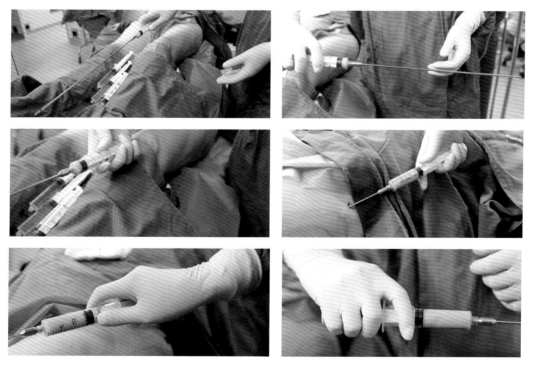

图 4-34　吸脂时注射器的手握方法

2.手工吸脂时的负压

用10毫升注射器吸取脂肪，抽取0.2—0.3毫升空间的负压（如图4-35A所示）；用20毫升注射器吸取脂肪，抽取0.3—0.5毫升空间的负压（如图4-35B所示）；用50毫升注射器吸取脂肪，抽取0.5毫升空间的负压进行吸脂（如图4-35C所示）。如果采取吸脂设备吸脂，负压可取0.05毫帕。

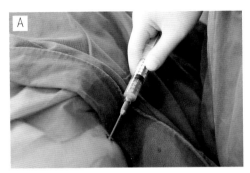
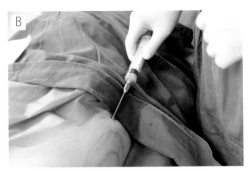
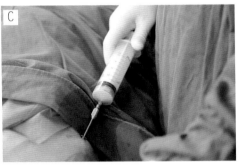

图4-35 手工吸脂时的负压

3.吸脂步骤

把套好注射器的吸脂针从进针口无负压进入供区深层脂肪的深面，先从远端不隐蔽区域吸取部分脂肪，再放射状慢慢过渡到远端隐蔽区域，辅助手的手掌轻轻置于吸脂针上的皮肤表面，用来感知吸脂针的所在位置和深度，有时吸脂针很难达到远端隐蔽供区脂肪区域时，辅助手可以轻轻拨动该区域到吸脂针的位置进行吸脂（如图4-36），按标准的负压设置吸脂针来回进退进行吸脂。

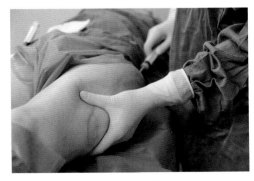

图4-36 辅助手辅助吸脂

重点在于远端来回抽吸，近端不用刻意抽吸，近端也不建议一开始就进针吸脂。如果所取脂肪的量不足，再次重复上述吸脂过程。如果取脂的量还是不足，首先考虑是吸取深层的脂肪。

分层定位处理后近肌层端深层脂肪的吸取方法和要点：吸脂针进入供区脂肪的远端后，以进针口为支点，吸脂针在分层定位处理后的近肌肉上的最深面的脂肪表面来回轻柔、无阻力地轻轻刮取肌肉上的深层脂肪，按标准负压进行吸脂，此过程禁忌辅助手按压供区的皮肤。

如果所取的脂肪量还是不够，就吸取浅层脂肪的深面脂肪。此操作方法和技巧是，吸脂针从进针口进入远端脂肪供区，辅助手的手掌在将要吸脂的区域，吸脂针之上轻轻用力按压皮肤，使供区浅层脂肪的深面与吸脂针紧密贴合，缩窄浅层脂肪的深面与深层脂肪最深面的空腔，利于吸除浅层脂肪的深面脂肪，并用辅助手感知和定位吸脂针所在的深浅。应避免吸取浅层脂肪的浅面脂肪，易造成出血、感染、凹凸不平等不必要的并发症。

（三）各部位吸脂的顺序

1.腹腰部吸脂顺序

①先从右侧腹下进针点进针，吸脂顺序是右上腹→左上腹→左下腹。

②换为左侧腹下进针点进针，吸脂顺序是左上腹→右下腹。

③继续左右腹下进针点进针，过渡修饰脐周。

④先右侧腰前上部→右侧腰后上部→右侧腰下半部深层脂肪部分吸除，部分保留→右腰下半部浅层脂肪。

⑤先左侧腰前上部→左侧腰后上部→左侧腰下半部深层脂肪部分吸除，部分保留→左腰下半部浅层脂肪。

⑥选俯卧位。尽可能吸取深浅脂肪，先腰后两侧→骶骨三角区。

2.大腿吸脂顺序

①大腿外侧下段区域（大腿外侧下部三角形区不能吸脂，最多过渡修饰性吸脂）→大腿前侧下段区域→大腿前侧上段区域→大腿后侧外下段区域→大腿后侧外上段区域→大腿外侧上段区域。

②大腿内侧上段区域→大腿后侧内上段区域→大腿后侧内下区域→大腿内侧下段区域。

3.上臂吸脂顺序

①选上臂拉直位，腋前区→腋窝区→腋后区→上臂尺侧近肩关节区→上臂前侧近肩关节区。

②摆放成手掌放腹部位，三角肌区→上臂桡侧近肩关节区。

③两种体位不停变换，过渡修饰上臂进肘关节区的尺侧、桡侧和前区。

4.小腿吸脂顺序

选择2.0毫米或3.0毫米口径的吸脂针，建议手工吸脂。先小腿后侧中段→小腿外侧→小腿内侧→小腿后侧近踝区→小腿后侧近腘窝区的吸脂过渡和修饰。

第三节 吸脂效果、并发症及预防处理

一、出血

出凝血功能正常的求美者术中、术后出血（如图4-37所示），常见原因有以下几点。

（1）术中注射肿胀液时，没有做好分层定位处理，注水针进入供区脂肪的层次杂乱无章，一会深一会浅。由于注水不均匀，供区脂肪松软不一，脂肪间隙的血管收缩不均匀，经血管流向供区脂肪区域内的血液不够充分，使得供区脂肪血液含量偏高，血管继续处于充盈的状态。如图4-38所示肿胀液未注射到深层脂肪深面，深层脂肪的深面血管未充分收缩、充盈明显，血液含量偏高。

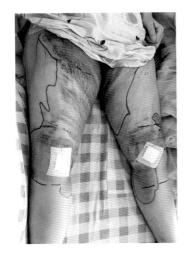

图 4-37 求美者出血状态

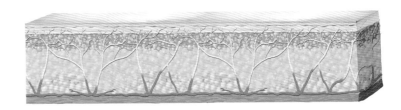

图 4-38 深面血管仍在充盈状态

血管完全收缩时血管变小，相应的血管壁会增厚，而充盈时血管会相对较大和血管壁相对较薄，完全收缩时的血管相对于充盈下的血管体积更大、弹性更好和更有韧性，相对不容易被器械捅破。当进行吸脂操作时，由于脂肪软硬不一，插进吸脂针时会用力不一致，力度不好把控，容易插入供区脂肪没有充分注射肿胀液的区域，手感差的需要更大的力量才能来回进退，更大的负压吸脂才能吸出没有充分注射肿胀液的脂肪。如果吸脂用力过大，很容易造成血管破裂而出血（如图4-39所示）。

另外进行一段时间的吸脂操作后，供区内较充分注射肿胀液的脂肪容易被吸取，剩下的是供区未充分注射肿胀液、质地较偏硬的脂肪（如图4-40所示）。要吸取较偏硬的供区脂肪，就要更大的力量进针和更大的负压吸脂，血管损伤进一步扩大，出血更多、当达到较大的出血量时，此时吸出的是血液，很难再进一步吸到脂肪而只能匆忙结束手术。

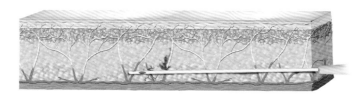

图 4-39　吸脂用力过大造成血管破裂

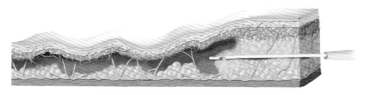

图 4-40　吸脂操作一段时间后供区示意图

由于没有分层定位处理，供区脂肪内部分注射肿胀液后，分层定位完全不可能，无法感知深层脂肪。在补充肿胀液时，注水针不能往深层进针，害怕引起不必要的损伤和并发症，只能在深层脂肪较浅的层次和浅层脂肪注射肿胀液。如图4-41绿色区域为充分注射肿胀液后的脂肪，肿胀液未注射到深层脂肪深面。即使过量注射肿胀液并充分浸润30分钟以上，深层脂肪的深面脂肪仍然偏硬，使吸脂操作时很容易吸到浅层脂肪和组织，而浅层脂肪层内结缔组织致密，血管丛丰富（如图4-42A深绿色区域所示部分浅层脂肪被肿胀液浸润，图4-42B部分浅层脂肪、血管和结缔组织被取除），很容易被器械捅破裂和折断血管，引起出血。

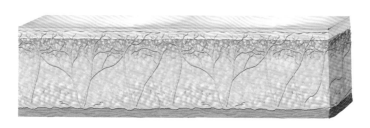

图 4-41　肿胀液未注射到深层脂肪深面

A

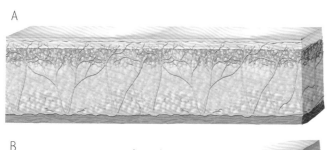

B

血管丛遭到破坏引起出血

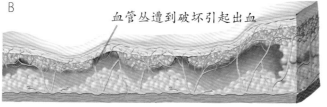

图 4-42　浅层脂肪层内血管丛被破坏

（2）供区脂肪内分层定位不好，注水针进针过浅，直接进入浅层脂肪内（如图4-43所示）。在浅层脂肪内注射肿胀液，在结缔组织致密和血管丛多的区域来回进退，很容易被器械捅破和折断血管，引起出血。

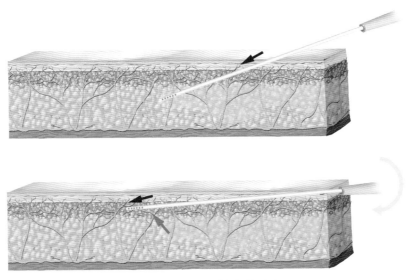

图 4-43　注水针进针过浅

（3）分层定位处理不在一个层次内，进针的层次一会深一会浅（如图4-44所示），主要是辅助手捏起的脂肪厚度不够充分和均匀所致（如图4-45A为捏起充分，图4-45B为捏起不够充分）。这样的注射肿胀液方式，供区脂肪软硬不一，要吸取较偏硬的供区脂肪，就要用更大的力量进针和更大的负压吸脂，吸脂操作时容易出血。

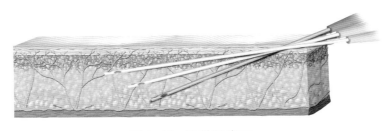

图 4-44　进针深浅不一

A　　　　　　　　　　B

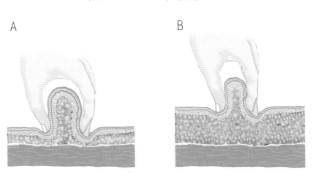

图 4-45　辅助手捏起充分和不充分对比示意图

（4）分层定位处理不在深层脂肪深面，而在深层脂肪的中面，甚至浅面（如图4-46A所示分层定位在深层脂肪的浅面、如图4-46B所示分层定位在深层脂肪的中面）。当吸取的脂肪量不够时，会因在没有得到充分注射肿胀液软化的深层脂肪深面取脂，或过多吸取浅层脂肪而引起出血。

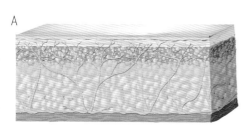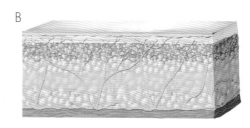

图 4-46　定位不在深层脂肪深面的情况

（5）暴力进针和高负压吸脂容易致血管破裂而引起出血。

（6）先吸取近针眼端供区脂肪，再吸取远端脂肪，不经意间致近针眼端皮肤变薄容易损伤血管丛引起破裂出血。

（7）深层脂肪分层定位非常好，但在补充注射肿胀液时，注水针进针过浅，操作时明显见到针尖和进针处皮肤有凹陷痕迹。从而吸脂时，吸脂针很容易进入皮下浅层，造成血管丛破裂。补充注射肿胀液不充分，吸脂时进针困难，手感差，过大的力量操作和过大的负压才能吸取脂肪，造成血管破裂出血。

常见出血部位：整个腹部、上臂尺侧即蝴蝶袖区域、大腿外侧下方三角区、大腿外后侧近膝关节端区域、大腿内侧上方区域、小腿内侧。

预防及吸脂术中、术后出血处理方法：认识到注射肿胀液时分层定位处理的重要性，熟悉分层定位处理的理论，掌握辅助手感知定位和主刀手进针协调配合的技术技巧。

二、供区表面凹凸不平

供区表面凹凸不平是由于浅层脂肪的浅面被人为过多的不规则的吸取所致。表面凹凸不平与供区脂肪吸取的量的多少无正相关关系。即使深层脂肪全层吸脂或者深层脂肪和浅层脂肪的深面被充分吸取，只要浅层脂肪的浅面脂肪保存完好和平整，供区表面凹凸不平就难见。因此，注射肿胀液时和吸脂操作时保证浅层脂肪浅面的完整性是预防供区表面凹凸不平的措施。

1.注射肿胀液时预防和吸脂操作时预防

一是看。注水针进入正确的深层脂肪深面位置时，表面皮肤是看不到注水针活动的痕迹的，且注水针来回运动时看不见皮肤的牵扯痕迹。如图4-47食指所指的点是注水针的针尖所在位置，针尖的痕迹不可见。从正确的深层脂肪深面进针在转折的区域有注水针针尖顶出至皮肤凸起是允许的，但是最好看不见明显的针尖顶出的形态（如图4-48所示）。注意，在注射肿胀液和吸脂的整个过程中保持针不进入浅层是预防术后凹凸不平最重要的关键点。一旦注水针进入浅层脂肪再到远端的深层脂肪（如图4-49所示，注水针不直接进入深层，过多进入浅层脂肪）注射肿胀液时，由于压力作用，有相当的肿胀液会沿着注水针往回走，间接进行浅层脂肪的注水，把浅层脂肪隧道造出来（即使没有在浅层相对近端的皮下脂肪层注射肿胀液），如图4-50所示，浅层脂肪被深绿色的肿胀液浸润。对往下的肿胀液补量会继续扩大浅层脂肪的隧道，造成对浅层脂肪肿胀液的过度注射，浅层脂肪软化明显（如图4-51所示，浅层脂肪被深绿色的肿胀液浸润）。当进行吸脂操作时吸脂针很容易沿着此隧道进入浅层脂肪的浅面（即使没有刻意去吸浅层脂肪，在吸远端深层脂肪后回针或退吸脂针时，由于吸脂针内仍有负压，会吸到浅层脂肪），如图4-52所示深层脂肪和浅层脂肪均被吸除。或吸脂针在此隧道吸脂时，负压稍微加大，也会吸到浅层脂肪的浅面，从而出现凹凸不平。

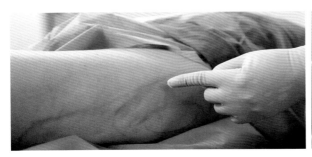

图4-47　看不见针的痕迹

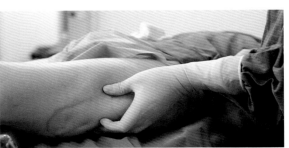

图4-48　见到针尖

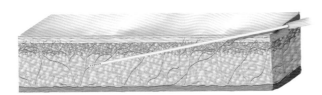

图4-49　注水针过多进入浅层脂肪

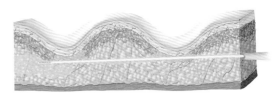

图4-50　造出浅层脂肪隧道

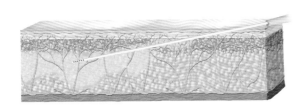

图4-51　浅层脂肪软化明显

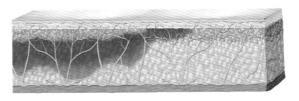

图4-52　深层和浅层脂肪均被吸除

二是触。用辅助手定注水针的层次时，若辅助手的手掌明显感到注水针在皮肤下或触摸到注水针，则注水针明显已经插入浅层脂肪浅面，注射肿胀液会使浅层脂肪软化，吸脂时很容易进入浅层脂肪隧道和稍大负压就吸到浅层脂肪，造成表面凹凸不平。

三是操作上开始在远端脂肪来回抽吸，不用刻意抽吸，近端也不建议一开始就进针吸脂，避免近端皮下吸得过薄，引起术后皮肤凹凸不平。如果先吸近端供区脂肪，再吸远端脂肪，来回抽吸不经意间容易再次吸到近针眼端脂肪，造成皮肤变薄和凹凸不平。设备吸脂时，吸脂针内始终存有负压，当不断多次拔出吸脂针到近端时，再次吸到针眼端的脂肪会造成皮肤变薄和凹凸不平。

2.供区表面凹凸不平处理

严格按照注射肿胀液分层定位处理，吸脂手术完成即刻用手捏起检查。拇指和食指捏起皮肤，皮肤明显变薄，用力捏皮肤指腹间弹性变差或消失，说明吸脂时皮肤真的过薄了（如图4-53所示）。皮肤过薄术后会出现凹凸不平等并发症，术中立即回填移植脂肪修复是很好的补救措施。具体方法是把脂肪过滤处理后，用18G移植针把脂肪颗粒注入凹凸不平的皮肤下方。

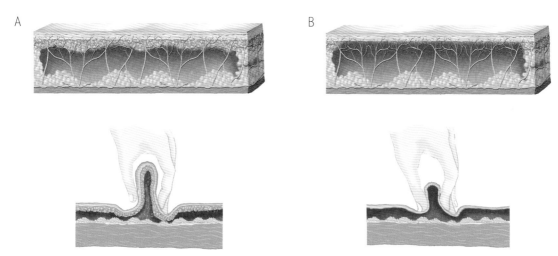

A. 正确，B. 错误。

图 4-53　吸脂手术完成后的检查

三、感染

按正规标准消毒的供区，如果不出血和出血极少，那么感染的风险是很低的。由于血液是一个很好的培养基，如果供区出血量大，就说明供区内软组织损伤也会相应较大。当抵抗力下降遇上适宜细菌生存的环境，感染的概率会放大。2009年至今的11年里，由于严格执行注水和吸脂标准，术中、术后不出血甚至极少出血，在近万例的案例中，造成供区感染的概率极低。因此，预防术中、术后出血是预防感染的关键。而预防出血的关键又是注射肿胀液和吸脂严格按标准化操作执行。

四、局部塌陷

局部塌陷和表面凹凸不平不是完全对等的概念，局部塌陷是塌陷区域的浅层脂肪浅面术后保存很好（用辅助手捏起皮肤及其下的脂肪无凹凸不平，软组织无粘贴，软组织与其周围软组织弹性和质地相近），在四周吸脂时无过渡吸脂或过渡不足引起的局部塌陷。

常见原因是深层脂肪注射肿胀液时不均匀，塌陷四周区域深层脂肪注射肿胀液不充分或没有注射到肿胀液，吸脂时没有做好过渡吸脂或过渡吸脂不足。

预防措施：做好供区四周的深层脂肪注射肿胀液的过渡（超出画线外至少2厘米）和吸脂过渡。

补救措施：再次对供区四周的深层脂肪进行吸脂修饰和过渡。

五、表面皮肤色素沉着和质地的改变

术后有些求美者出现皮肤表面色泽晦暗、色素沉着和质地改变，是由于吸脂操作时损伤过多的皮肤表面结缔组织和表浅的血管丛。术后转归时，自身组织的自我修复，毛细血管重建，表现为按压或按摩该区域时，在体表的色素沉着变浅或消失。

预防措施：严格执行注射肿胀液和吸脂操作标准，避免损伤浅层脂肪的浅面，损伤皮下血管丛。

无需治疗，一般半年至一年后会自愈。

六、针口增生和色素沉着

如图4-54所示针口增生，如图4-55所示色素沉着，均是进针口未做保护引起。

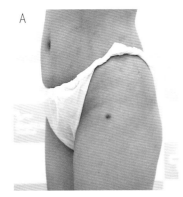 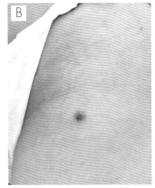 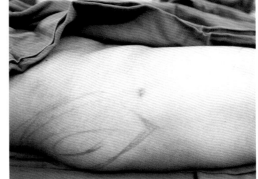

图 4-54　针口增生　　　　　　　　　　图 4-55　色素沉着

七、吸不出脂肪

（1）由于深层脂肪深面分层定位处理时，定位在脂肪和肌肉的间隙内，供区脂肪无法充分注射肿胀液，使脂肪软化，吸脂时无法吸出脂肪（如图4-56所示）。

（2）吸脂操作时，出血过多，造成吸出来的都是血液，而吸不动脂肪。这时供区脂肪注射肿胀液往往不均匀。

预防措施：严格执行注射肿胀液和吸脂操作标准。

补救措施：另选择供区取脂。

（3）所用注水针和吸脂针过粗。比如上臂和小腿，注水针过粗（大于3.0毫米）时，很难插入脂肪层内，无法在取脂区域脂肪层内注射肿胀液，软化脂肪，从而吸不出脂肪。如图4-56所示分层定位处理，而在深层脂肪的深面，而在肌肉和脂肪的间隙。

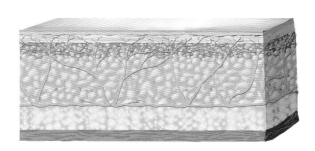

图 4-56　肿胀液在肌肉和脂肪的间隙

预防措施：进针防止落空感，整个进针过程都感觉到针尖插沙子样的阻力。

（4）做好深层脂肪深面分层定位处理后，近皮肤面深面脂肪补充注射肿胀液不充分。表现为皮肤颜色没有明显的改变，脂肪软化不充分就进行吸脂，这时往往吸不出脂肪。

改进方法：补充注射肿胀液时，放射状多层多点均匀注射肿胀液致皮肤均匀显现无血管甚至变白为止。

补救措施：另选择供区取脂。

八、术后形态不美

主要由于术前设计过渡欠佳，或术中注射肿胀液和吸脂操作时过渡不佳，或术中吸脂不匀称引起。

预防措施：加强美学审美设计和多练习。

九、吸脂费力

主要原因是供区脂肪注射肿胀液没有按操作标准执行，供区脂肪内注射肿胀液不均匀，导致脂肪软硬不一致，从而引起来回进退针阻力大。较硬的脂肪需要较大的负压才能吸到，加大了来回进退针的阻力，因此吸脂操作非常费力。

预防措施：严格执行注射肿胀液和吸脂操作流程，多练习。

十、脂肪栓塞

脂肪进入血管内引起栓塞，是非常严重的并发症。脂肪颗粒能进入血管的前提是供区内较大的血管有破裂。如果术中、术后没有较大的血管破裂，就可以预防脂肪栓塞的发生。因此术中防止较大的血管破裂和断裂是预防脂肪栓塞严重并发症发生的最重要环节。

预防措施：严格执行注射肿胀液和吸脂操作流程，多练习，防止血管被器械捅破裂和断裂。

十一、吸脂后是否反弹的问题

关于吸脂后供区脂肪区域是否还能反弹的问题，首先要认识一下深浅脂肪的构造。深层脂肪的脂肪团较大且结缔组织较少，而浅层脂肪的脂肪团相对较小且结缔组织较多。肥胖则会引起脂肪团增大。由于浅层脂肪结缔组织致密会限制浅层脂肪团的增大，而深层脂肪层结缔组织较少、不致密，限制深层脂肪团增大作用有限。由此可知，深层脂肪团增大效果比浅层脂肪团增大的效果明显。如果只吸取浅层脂肪和深层脂肪的浅面，当时效果可能会很好，但当求美者再次发胖时，深层脂肪团增大明显，从而引起反弹。这就是为什么有些人大量吸脂后，腰腹部和大腿还会增粗的原因。分层定位处理要尽可能多地吸取深层脂肪的深中面，才不易出现反弹的现象。

医疗美容艺术

面部轮廓雕塑

第五章 脂肪移植雕塑

第一节　脂肪移植雕塑的方法概述

一、面部麻醉

1.丙泊酚全身麻醉

在全身麻醉整个过程中不加用镇静止痛类药物，单纯用丙泊酚麻醉，止痛效果好，术中快速清醒，神志恢复快。在脂肪移植中坐起调整时，神志清醒，精神好，有利于术中调整不完美之处。

2.面部神经阻滞麻醉和局部麻醉水分离

当丙泊酚起作用后，即刻进行眶上神经、眶下神经、颏孔神经阻滞麻醉和脂肪移植受区水分离，同时行局部麻醉供区脂肪的注射肿胀液麻醉。当神经阻滞麻醉和局部麻醉完成后，停止丙泊酚全身麻醉。

3.术前准备及消毒

术前进行日常生活的头发吹洗。术前审美设计画线，用碘酊固定，术中用碘伏消毒同时消毒头发，铺孔巾。

麻醉目的：减轻求美者的恐惧感和疼痛感，使求美者有一个好的体验，同时术中苏醒快，苏醒后精神好、表情可以随意自然地流露，无头晕眼花等现象，为术中雕塑理想的形态和神态，而保证术中最佳的体位和精神状态。

雕塑形态有多种方式，利用脂肪来雕塑形态的方式有：脂肪移植术、面部吸脂术以及脂肪移植加面部吸脂术。

脂肪移植填充的目的不是缺什么填什么，而是为了改善面部的轮廓、面部的年轻化、抗衰老和面部各亚单位的不和谐，从而达到看起来有神、年轻、漂亮的目的，同时达到形神韵合一的效果。

4.面部形态的雕塑

一是审美设计，审美设计从形（态）、神（态）开始，到韵（态）结束。二是技术、技巧的熟练应用，技术操作从形开始，到神、韵结束。面部形态雕塑的具体原则是雕塑面部各亚单位的形态必须满足面部大的轮廓的雕塑，即各亚单位的雕塑是为面部轮廓雕塑服务的。

青春线、少女线、双凸线，是雕塑一张立体脸型的要件。

面部形态雕塑的审美设计是关键，技术是审美设计坚实的基础。要想达到精准雕塑形态的效果，就要求在精准设计的同时，器械要和手相融为一体，才能更好地雕塑形态。

二、水分离

水分离方法的分类和灵活运用，是脂肪移植时点、线、面形态精准判断，预估转归和预估术后形状保持长久及皮肤质地控制等的重要环节。

精准注射脂肪移植后，操作者能很好地控制脂肪堆积的位置、抬高的形状及高度，能很好地把控术中受区雕塑形状与术后形状的一致。

不同类型的水分离与不同成分脂肪合理搭配运用，在视错觉理论的指导下，可大放光芒。能做到不同的形态所承载的神韵不同，从而雕神、雕韵，做到形神韵合一的艺术结晶。水分离现介绍如下。

（一）水分离的定义

水分离，是指脂肪移植术前用口径比脂肪移植针小的水分离针，在脂肪移植受区的软组织内或者间隙，非常轻柔地人为插入水分离针，注射水分离液，注意收缩血管、预防出血，做好隧道和脂肪着床的准备，方便脂肪移植针在极低的阻力下，按做好的隧道进入受区，减少对受区软组织的损害，提高脂肪的存活率和降低出血等手术并发症的技术。

（二）水分离液的配方

40毫升0.9%氯化钠注射液+10毫升2%利多卡因+7—8滴肾上腺素。

（三）水分离的目的

（1）做好隧道有利于脂肪颗粒的安家。创造一个宽松舒适的空间，利于脂肪的存活。

（2）收紧血管，减少出血和渗血。收缩血管，使血管壁增厚，当较粗的脂肪移植针进入时阻力很小或者几乎无阻力，防止暴力进入，从而预防因捅破血管造成的血管破裂使血管开放而引起血栓。

（3）止痛、减少恐惧。方便减少全身麻醉用药量，缩短全身麻醉时间，使精神状态及早恢复最佳，有利于雕塑形态和神态，并校正术中偏差。

（4）利用水分离的方法，使脂肪移植区达到不同的分离程度，有利于脂肪填充成设计时的形状，雕塑心目中的形态。

（四）水分离的分类

1.不分离

不分离是指术中不进行水分离，不在将要移植的脂肪的层次注射水分离液；或者有明显厚度的组织较深的层次，在不是脂肪移植的层次之下注射极少量的水分离液达到止痛的水分离方法。如图5-1所示蓝色小圆圈为水分离液注射层次，红色小圆圈为移植层次。

在脂肪颗粒移植时，不分离法主要用于皮下层，此方法适用于点状堆积的脂肪移植，不适用于软组织深层的脂肪移植。临床上常用于眉峰、苹果肌的最前凸点、下颌最前凸和最低点等的雕塑。

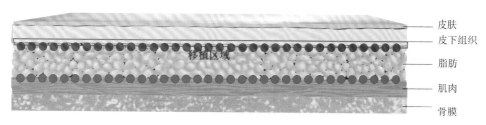

图 5-1　不分离注射层次示意图

2.微量水分离

微量水分离是指术中进行水分离时，注射微量的分离液在将要移植的脂肪层次，达到微微"剥离"软组织的水分离方法（如图5-2所示，稀疏点状分布的浅绿色小颗粒是水分离液）。微量水分离后，软组织的联系还是非常紧密，脂肪移植进入此层次，隧道还是比较紧，弹性压力较大，移植后的脂肪不容易平铺，由于有较多的结缔组织包裹，造成移植的脂肪容易堆积，从而皮肤表面凸起（如图5-3所示，深黄色团状物为移植的脂肪）。同时起到收缩血管、防止出血和止痛的作用。

微量水分离主要应用于深层的脂肪移植或者骨膜上层的脂肪移植，此方法适用于小面积脂肪移植的堆积，对于凸起造型雕塑非常理想。不适用于大面积平铺。

临床上微量水分离常用于额颞衔接区的骨膜上层、苹果肌的深层、下睑的深层等的雕塑。

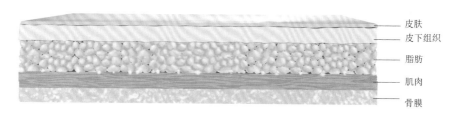

图 5-2　微量水分离注射示意图

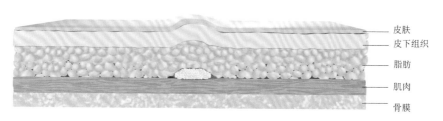

图 5-3　微量水分离脂肪堆积示意图

3.适量水分离

适量水分离是脂肪移植术中最常用的方法，适用部位最多，是指术中进行水分离时，在将要移植的脂肪层次里适量注射水分离液。在水分离的层次，适度剥离软组织，水分离后软组织的联系紧密适中（如图5-4所示，点状分布的浅绿色小颗粒是水分离液），脂肪移植进入此层次的隧道松紧合适，弹性压力合适。此方法有利于脂肪深层立体状大容量的脂肪移植，补充容积，从而起到填充并抬高受区的作用。

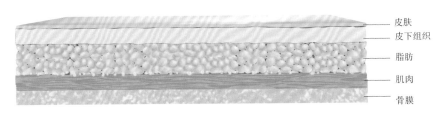

皮肤
皮下组织
脂肪
肌肉
骨膜

图 5-4　适量水分离注射示意图

脂肪移植到经适量水分离的软组织层次里，可大面积、大容量补充容积，术后自然无浮肿样的改变。此层次可进行脂肪颗粒大面积堆积（如图5-5A所示，术前大面积凹陷，经图5-5B进行脂肪颗粒填充后，铺平了凹陷），也可进行脂肪颗粒大面积平铺（如图5-6B所示，术后经适量水分离分离深层，在此层注射平铺大量脂肪颗粒后，图5-6A术前的软组织整体平铺抬高了）。

临床上常用于额部的深层、耳颞区的深层、苹果肌的深层、鼻基底的深层、鼻背的深层、下颌的深层、面颊的深层等的雕塑。

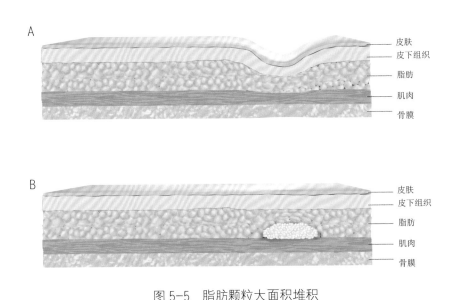

A

皮肤
皮下组织
脂肪
肌肉
骨膜

B

皮肤
皮下组织
脂肪
肌肉
骨膜

图 5-5　脂肪颗粒大面积堆积

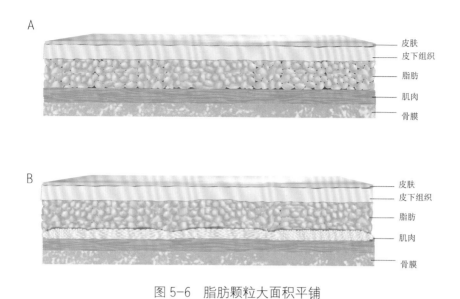

图 5-6 脂肪颗粒大面积平铺

4.微过量水分离

微过量水分离是指术中进行水分离时，对将要移植脂肪的层次稍微过量注射水分离液，对水分离的层次稍微过量剥离软组织的方法。水分离后软组织的联系比较疏松，脂肪移植进入此层次的隧道比较松软，将要移植脂肪层次因微过量注射水分离液，使结缔组织间的连接因有水分离液而"剥离"，人为建造一个含少量水的较小"空间"（如图5-7所示，比较密集点状分布的浅绿色小颗粒是水分离液），软组织内的压力减弱。此层次脂肪移植后可平铺皮下，但不能堆积皮下。此方法有利于脂肪稍大容量的平铺，让皮肤表面平滑。

微过量水分离临床上常用于浅层或皮下层，如额头浅层、眉弓上凹陷浅层，偶尔也会用于额头的骨膜上层等的雕塑。

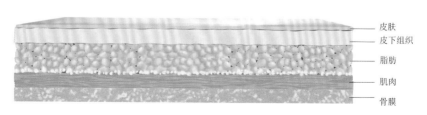

图 5-7 微过量水分离注射示意图

5.过量水分离

过量水分离是指术中进行水分离时，对将要移植脂肪的层次过量注射水分离液，在水分离的层次过量剥离软组织的方法。水分离后软组织间的联系非常疏松软，脂肪移植进入此层的隧道很松，将要移植脂肪层次因过量注射水分离液，使结缔组织间的连接因有大量水分离液而"剥离"，人为建造一个含大量水的较大"空间"（如图5-8所示，非常密集点状分布的浅绿色小颗粒是水分离液），软组织内压力减弱。此方法有利于脂肪超大容量的容积补充。

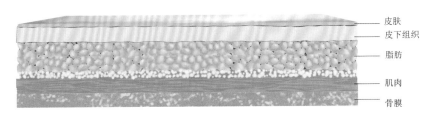

图 5-8 过量水分离注射示意图

过量水分离常用于乳房脂肪移植，不建议用于面部脂肪移植，如果用于面部术后往往会出现肿泡和形态不美的现象。

（五）脂肪移植器械

脂肪移植的器械包括水分离针和脂肪移植针。

1.水分离针（注水针）

水分离针的型号：5号、6号、7号、8号、9号。水分离针针尖为纯圆，单开口针，开口与针尖很近。最常用的是5号和9号水分离针，如图5-9所示。

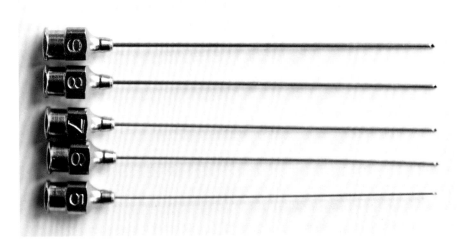

图 5-9 水分离针

5号水分离针在面部主要用于精细部位的水分离，如眼部眶周的水分离。此处用5号水分离针可以减少眶周的术后水肿，减少水分离液的注射用量，更好地精准注射雕塑形态和神态。

9号水分离针在面部主要用于除眶周之外的部位的水分离。此处用9号水分离针可以减少水分离液用量和精准注射水分离液，控制注射水分离液的用量，减少注射区域的水肿和做好隧道，减少出血和渗血，避免影响术中脂肪移植的脂肪用量的判断，影响整体形态的雕塑，也有利于脂肪的移植。

2.面部脂肪移植针

面部脂肪移植针为口径18G的注射针，长度有7厘米、10厘米（如图5-10所示）。

管径建议用直管，不建议用弯管。弯的面部脂肪移植针在操作时传导不理想，手感欠佳，较难做到针手一体，不利于精准注射移植。

（六）面部的进针手法

面部注水和脂肪移植时，几乎都采用1.0毫升注射器来完成推送。用手（以右手为例）的中指中节和食指中节夹住注射器，进针时注射器的针芯不能顶住手掌，同时中指和无名指不用接触，只用食指和中指夹住注射器的力量，不能借助拇指、无名指和手掌的力量，握注射针的各个角度如图5-11所示，轻柔进针（骨膜上的层次进针，可借助拇指、无名指和手掌的力量进针）。

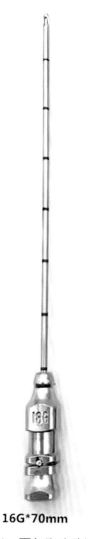

16G*70mm

图 5-10　面部脂肪移植针

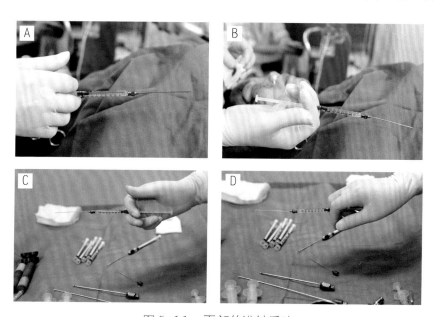

图 5-11　面部的进针手法

（七）面部的注射手法

当进针的针头到达预定的位置后，采取退针推送水分离液或者脂肪。在开始推送水分离液或者脂肪时，中指和无名指要稍微错位接触贴紧，无名指与小指也要稍微错位接触贴紧，小指的指尖顶着手掌（如图5-12A、B、C、D是握注射脂肪移植针的各个角度）。同时注射器的针芯顶住手掌的小鱼际肌，食指和中指向掌内握紧运行，利用中指在无名指和小指之间高度可控的收缩间距，控制注射器一次用力前进的刻度，来控制推送水分离液或者脂肪的量（如图5-12E所示）。通过小指和无名指的向心握紧幅度，控制推送的脂肪量，多练习提高手指操作的连贯性和协调性，可以掌握推送一次量为0.01毫升的脂肪移植，1毫升的量用30—50次推送为佳。

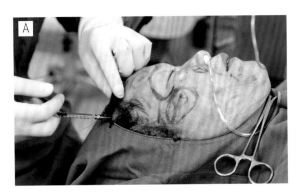
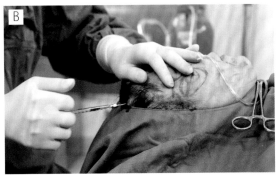
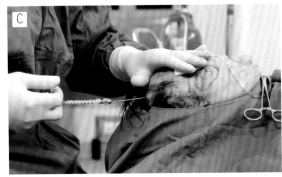
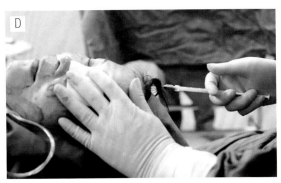
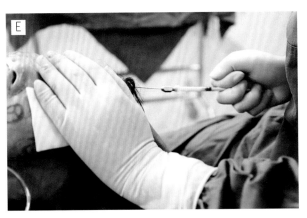

图 5-12　面部的注射手法

三、脂肪移植的方法

医疗美容轮廓雕塑是由精准雕塑的点、线、面和容积的堆积抬高或者减容降低高度构成的。要做到点、线、面和容积的堆积抬高或者减容降低高度的精准构造，就要求将大小不同的脂肪颗粒，移植到不同类型的水分离层次中，才能达到理想的效果。

按不同的水分离方法将中、大颗粒脂肪移植到不同的软组织层次内，脂肪堆积抬高、平铺的效果是不尽相同的。利用不同水分离的方法、不同成分的脂肪、不同移植的层次的搭配组合运用，结合脂肪移植后堆积抬高不同的特点，可以很好地完成抬高、平铺、点、线、面等的雕塑，精准雕塑面部轮廓和各亚单位的形态。

1.不分离时的脂肪移植

在脂肪移植术时不进行水分离处理，中、大颗粒脂肪在软组织受区往往会局限堆积在一个很小的空间，隆起非常明显（如图5-13所示）。如继续过渡填充于相邻的软组织，隆起也非常明显，两个小隆起很难做到融合为一（如图5-14所示），即很难做到在一个层次内平铺脂肪。

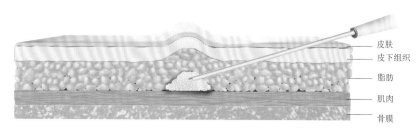

图5-13 隆起非常明显

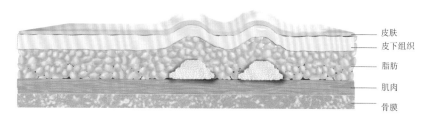

图5-14 两个小隆起难以融合为一

由于隆起非常明显，两个小隆起很难做到融合为一。如果脂肪移植于浅层软组织，容易出现一个个的小皮丘。如果脂肪移植于深层软组织（如额部），容易造成皮肤表面凹凸不平的现象。因此此方法不建议用于线、面、平铺和大容积补充的雕塑，建议用于"点"的雕塑，立体感强。

临床上常利用隆起明显的现象，解决面部凸起的点状高光的问题，比如临床上利用大颗粒脂肪在不分离的浅层（下颏的最低点、下颏的最翘点、苹果肌的最凸点、眉峰等）移植。也可以用于某些凹陷处，比如印第安纹、颧弓下凹陷、颊沟等的补充雕塑。

2.微量水分离时的脂肪移植

在脂肪移植时进行微量水分离处理过的软组织，中、大颗粒脂肪移植到软组织受区，往往会局限堆积在一个较小的空间，隆起较明显（如图5-15所示）。如果继续过渡填充于相邻的软组织内，隆起也非常明显，并且微量水分离时已经做好分层定位，两个小隆起能很好地融合为一（如图5-16A是术中脂肪移植注射在相邻的位置，图5-16B是术中脂肪移植注射的两个点在相邻位置相融合为一团）。微量水分离处理过的软组织，不仅能做到隆起较明显，又能在一个层次内平铺脂肪。

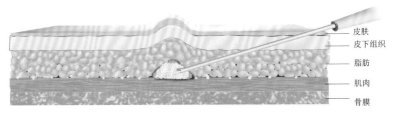

图 5-15　隆起较明显

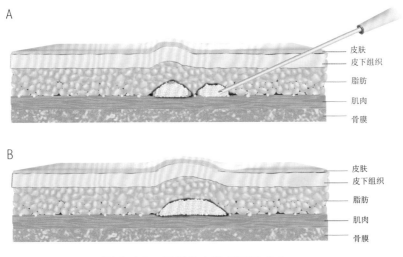

图 5-16　相邻的小隆起可融合为一

利用既能隆起定型又能平铺脂肪补充少许容量的现象，此方法在临床上能很好地用于部轮廓线、弧的雕塑，比如少女线、眉弓上隐约的转折线、额颞衔接区的转折线的雕塑，立体感强。

临床上不建议用于平面的雕塑。如果要做平面的雕塑，平铺的脂肪要适量，脂肪过少效果不明显，过多则容易造成浮肿。

3.适量水分离时的脂肪移植

在脂肪移植时进行适量水分离处理过的软组织，中、大脂肪颗粒移植到软组织的受区，脂肪堆积会在一个合适的空间，隆起比较适度（如图5-17所示）。如果继续过渡填充于相邻的软组织，隆起也比较适度，并且适量水分离时，已经做好分层定位，两个小隆起能很好地融合为一（如图5-18所示大的脂肪团由多个小的点状脂肪团融合为一个）。此方法在临床上常用于大面

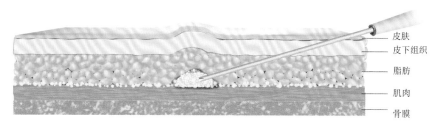

图 5-17　隆起比较适度

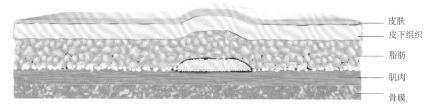

图 5-18　小隆起可很好融合为一

积受区的抬高和面的雕塑，比如额部、颞区等的雕塑，立体感一般。

4.微过量水分离时的脂肪移植

在脂肪移植时进行微过量水分离处理过的软组织，中、大脂肪颗粒移植到软组织的受区，脂肪堆积会在一个比较宽松的空间，隆起不是很明显（如图5-19所示）。如果继续过量填充于相邻的软组织，隆起也不是很明显（如图5-20所示大的脂肪团由多个点状脂肪融合为一个），并且微过量水分离时，已经做好分层定位，剥离也较充分，两个小隆起能非常好地融合为一。此方法在临床上常用于大面积受区的抬高和面的雕塑，并能大容量补充容积，比如颞区、发际线内等的雕塑，立体感不强。

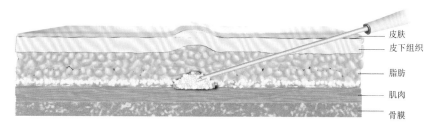

图 5-19　隆起不是很明显

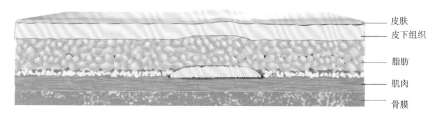

图 5-20　点状脂肪融合为一个

点的雕塑常在浅层不分离下的脂肪移植完成，术后点的质地偏硬。线、弧的雕塑常在深、中层和部分连续或不连续的浅面，微量水分离下完成脂肪移植，术后的线条稍微偏硬。面和抬高的雕塑常在深、中层适量水分离和微过量水分离下完成脂肪移植，术后受区质地适中。

脂肪移植在各个水分离注射时是否达到目的，主要从望和触来判断。如脂肪移植针进针阻力已经消失、进针有落空感，推送脂肪时没有看到和感觉到隆起，脂肪移植后整个受区质地明显松软，表面非常之光滑，触之如皮下有水，这时的水分离是过量水分离。

具体操作上还要注意，由于脂肪移植针粗暴地进出，人为地把软组织抬高剥离脂肪移植的层次，也会造成过量水分离的现象。有些面部软组织联系比较疏松的求美者，比如水肿脸，水分离要降一级方法用，比如适量水分离改为微量水分离方法。某些面部软组织联系比较紧致的求美者，比如某些消瘦的脸型，水分离要升一级运用，才能达到最佳的效果。

脂肪移植时，用移植针于进针端挑起脂肪或者大容量脂肪移植，会造成微分离转变为适量水分离，还可能造成微过量水分离转变为过量水分离，往往会使点、线、面的雕塑效果不佳。

四、点、线、面的雕塑技术方法

面部脂肪移植的目的是雕塑面部的形态和神态，而各亚单位形态和神态的表现，都是由点、线、面的雕塑来构成，因而点、线、面的雕塑技巧对于医疗美容艺术非常重要。而脂肪移植雕塑面部形态，都是由点、线、面的雕塑组合而成，线和面的雕塑又由点雕塑而成。点的雕塑有多种方法，不同的点的雕塑对于受区面抬高的高度和雕塑于体表的表现形态是不一样的。正是这样的特点，不同的点的雕塑和多种组合点的雕塑的运用，构成了多样性的线和面，增添了多样性的形态和轮廓的选择，丰富了医疗美容艺术的多样性。

我们将面部软组织的填充层次分为浅层、中层和深层。

浅层是指皮肤真皮层和皮下浅层。由于此层比较浅薄，很容易出现凹凸不平，为防止浅层移植后出现凹凸不平的现象，建议用细小颗粒脂肪或纳米脂肪或SVF脂肪混合物填充。对于某些部位皮肤较厚的皮下浅层脂肪移植，如下颌部、苹果肌部位可用粗颗粒脂肪移植，效果才会更好。

中层为软组织的中间层次，此层多为脂肪或筋膜层或肌肉层的上部，脂肪移植于此层次，可再人为分1—3层来填充，多层次的脂肪移植填充抬高的效果更好。中层脂肪移植填充常用粗颗粒脂肪来填充，可达到更好的抬高效果，不建议用细颗粒脂肪填充，抬高效果不佳。

深层为鼓膜上层或者肌肉层，用法和中层脂肪移植填充技巧相同。选择用粗颗粒脂肪填充，不建议用细颗粒脂肪填充中层和深层脂肪移植。粗颗粒脂肪填充不容易出现凹凸不平的现象，对填充后受区面的抬高效果非常理想，但对于点的抬高效果不如浅层脂肪移植填充。

点、线、面的雕塑是面部雕塑的基本技术，它们有多种注射手法和方法，它们是构成美好形态的基础。点、线、面的雕塑技术，是面部形态雕塑的基础。做好每个点、线、面的雕塑，要熟悉不同水分离种类、不同层次的脂肪移植、不同成分脂肪移植的搭配组合，才能雕刻出我们想要的形态。点、线、面的精准雕塑，如果在视错觉理论的指导下，将会对同一个求美者的面部重构多种面部轮廓和脸型，像服装设计和裁剪一样供多个款式由求美者选择。脂肪如何移植才能做好点、线、面的雕塑，现介绍如下。

（一）点的雕塑

按脂肪移植的层次分为深层点状雕塑、中层点状雕塑、浅层点状雕塑，如图5-21所示。同一容积的脂肪在不同的层次移植，抬高的高度是不同的。

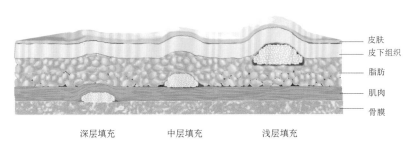

　　　　深层填充　　　　　中层填充　　　　　浅层填充

图 5-21　点的雕塑的三个层次

1.深层点状雕塑

从进针点进入，直接拐入深层，在深层的层次，平滑、轻柔地推送移植针到达深层的移植部位，点状推注脂肪移植的方法（如图5-22所示）。可以进针时推注脂肪，也可以退针时推注脂肪。此方法常用于大面积的"面"的雕塑和抬高。

2.中层点状雕塑

从进针点进入，直接拐入中层，在中层的层次，平滑、轻柔地推送移植针到达中层的移植部位，点状推注脂肪的方法（如图5-23所示）。此方法同深层点状雕塑注射一起运用，对于大面积的"面"的雕塑和抬高效果更好，如颞区的深层、中层点状雕塑，有更理想的效果。

3.浅层点状雕塑

从进针点进入，在浅层的层次，平滑、轻柔地推送移植针到达浅层的移植部位，点状推注脂肪的方法（如图5-24所示）。此方法常用于高光点状的"点"的抬高，对于塑造立体感效果更好。此方法常用于眉峰、鼻背等的雕塑。

按脂肪移植针进针的层次来分，有中层到浅层的点状雕塑、深层到中层点状雕塑、深层到中层再到浅层的点状雕塑。

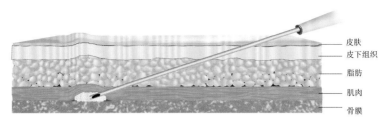

图 5-22　深层点状雕塑

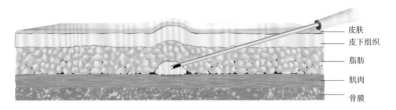

图 5-23　中层点状雕塑

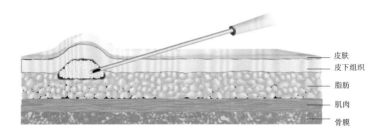

图 5-24　浅层点状雕塑

4.中层到浅层的点状雕塑

从进针点进入，直接拐入中层，在中层的层次，平滑、轻柔地推送移植针到达移植部位附近，再由中层折向上浅层的移植部位，点状推注脂肪的方法（如图5-25所示）。临床上常用于颏凸的雕塑。

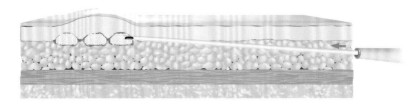

图 5-25　中层到浅层的点状雕塑

5.深层到中层或深层到中层再到浅层的点状雕塑

从进针点进入，直接拐入深层，或者在深层的层次，平滑、轻柔地推送移植针到达移植的部位，再折向上进入中层或浅层的移植部位，点状推注脂肪的方法（如图5-26所示）。中层到浅层，深层到中层或深层到中层再到浅层的点状雕塑技术，常用于额颞衔接区、苹果肌的凸点、下颌翘点等高光点的雕塑。深层点状雕塑、中层点状雕塑时，为了更好地雕塑形态，建议采用适量或微量水分离。浅层点状雕塑采用不分离水分离法或微量水分离法。

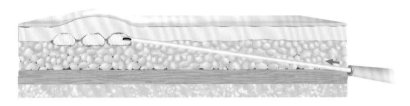

图 5-26　深层到其他层的点状雕塑

（二）线的雕塑

面部雕塑中的线主要包含有直线、曲线和面与面之间的转折线。

1.直线的雕塑

在需要雕塑成直线线条的部位远端进针，运用中层点状雕塑方法或（和）中层到浅层点状雕塑方法，把直线的线条雕塑出来。

进针点一定在将要雕塑直线的线条上，可以是1个进针点，也可以是2个进针点（如图5-27A所示雕塑下颌缘直线从后进针，如图5-27B所示雕塑下颌缘直线从前进针）。直线常用于下颌缘少女线的雕塑，鼻背的雕塑等。

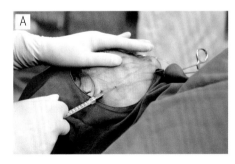
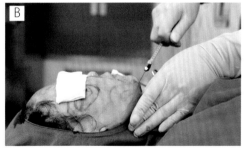

图 5-27　直线雕塑的进针

2.曲线的雕塑方法

密集的曲线就构成了曲面。在面部雕塑中，雕塑曲面就是通过雕塑受区的曲线完成的。进针点选择在曲线的一侧，而且往往在外侧一端，进针点是1个。曲线常用于视错觉运用中使苹果肌变小的苹果肌外侧雕塑、面颊的雕塑，视错觉运用中使额部变大的颞区等的雕塑。

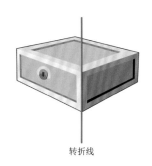 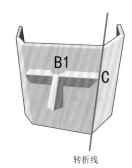

图 5-28 转折线示意图

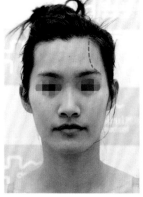 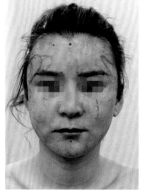

图 5-29 额头与颞部的　　图 5-30 苹果肌中间
　　　转折线　　　　　　　垂直的转折线

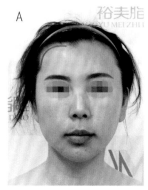 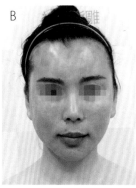

图 5-31 额颞衔接区转折线

3.转折线的雕塑方法

转折线是指面与面之间相连接的线（如图5-28所示）。比如额头与颞部连接的转折线（如图5-29红线所示）和苹果肌中间垂直的转折线（如图5-30红线所示），额颞衔接区A青春线的转折线（如图5-31A红线为术前额颞衔接区A青春线，如图5-31B红线为术后额颞衔接区转折线），等等。转折线是一条比较模糊的线，但它们产生的视错觉效果非常显著，使苹果肌产生变小、提升，额头与颞区产生变小的视错觉等的效果。

额部与颞区相连的转折线，往往与眉峰垂直的体表"线"相一致（如图5-32A红线所示为将要雕塑的转折线画线，如图5-32B红色虚线所示为术中第一针雕塑转折线，如图5-32C红色虚线所示为术后隐约可见的转折线），此进针点主要有额正中进针点、额颞衔接区进针点和辅助进针点。采用微量水分离法，注射方法采用深层到中层的点状雕塑，如果点、线、面注射手术熟练，可在肌肉的中层注射少许的中颗粒脂肪，立体感更强，使转折线术后更清晰。先从额颞衔接区进针点进针，深层点状雕塑推注脂肪，先定好转折线的位置，而后从其他进针点进针，转折线内侧深层曲面雕塑，外侧深层近平面雕塑。具体详见视错觉运用和额、颞部的雕塑。

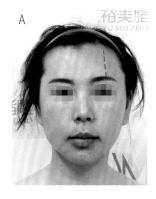 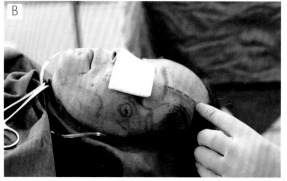

图 5-32 转折线与体表"线"相一致

额部、额颞衔接区A青春线转折线，是额部、额颞衔接区曲面与头发区曲面的转折线，它的位置与将要雕塑的轮廓线位置相一致（如图5-31红线所示）。此进针点比较多，有额正中进针点及辅助进针点，额颞衔接区进针点及辅助点。采用微量水分离法。脂肪注射方法为在转折线上采用深层点状和深到中层点状雕塑的方法定好A青春线，在转折线的四周采用深层点状雕塑方法雕塑成曲面。脂肪注射移植时注意不能过量水分离，或者器械造成过度剥离成的"过量水分离"，如果造成过量水分离情况，转折线雕塑不明显或者失败，造成轮廓线线条形态不理想。

苹果肌转折线。左右苹果肌各有一到两条转折线，一条是苹果肌中间垂直转折线（如图5-30红线所示），一条是苹果肌外侧缘与中面部由B青春线投影构成的轮廓线相重合（如图5-33红线所示）。这两条线在临床雕塑中可以只有其中的一条，也可以两条都有或两条都没有。对于拉长苹果肌长度并缩窄苹果肌的宽度，从而拉长中面部和缩窄中面部有非常重要的临床意义。此进针点为颧弓进针点。中、深层采用微量水分离，浅层不用水分离。注射方法采用深、中层点状雕塑和中层到浅层点状雕塑。先深、中层点状雕塑抬高苹果肌的高度，再中层到浅层点状雕塑，把转折线雕塑出来。不是所有形状的苹果肌都要雕塑苹果肌中间垂直转折线，类锥子或梨状苹果肌才要雕塑。

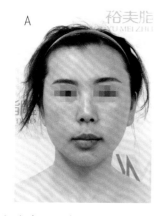
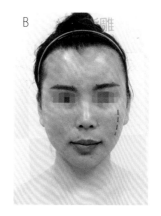

A. 术前苹果肌外侧缘未见有转折线，B. 术后红线所示为苹果肌的外侧缘转折线。

图5-33　苹果肌转折线

（三）面的雕塑

在面部形态雕塑中有平面（或者近平面）和曲面的雕塑。雕塑面的方法有脂肪移植和面部吸脂。

近平面的雕塑部位有：颞区、颧弓区、耳前区。大多数情况下，近平面的雕塑采用深层适量水分离法，大颗粒脂肪移植，深层点状注射。

曲面的雕塑部位有：额部、额颞衔接区、颞区、苹果肌、耳前区、面颊等，具体雕塑方法详见各亚单位的雕塑。大多数情况下，曲面的雕塑采用深层适量水分离法，大颗粒脂肪移植，深层到中层点状注射。

总之，更好地选择不同水分离的种类，不同层次的脂肪移植，不同成分脂肪移植的搭配组合，可达到更好的点、线、面的精准雕塑。在实操中不断实践和总结，才能雕塑出我们想要雕塑的形状，才能做到形神韵三合一。

五、存活率与堆积抬高度

存活率是指脂肪移植术后半年存活的总容积或脂肪移植术中的总容积。它没有特指移植的脂肪颗粒的大小，也没有特指脂肪移植后堆积抬高的高度，从目前的检测方法来看是无法测量的。堆积抬高度是指脂肪移植术后半年移植的脂肪能在受区抬高的高度。脂肪移植抬高度首先要有一定的脂肪存活率，既与脂肪存活率有关，也与脂肪颗粒的大小、填充的受区张力大小、移植的方法层次等有关，还与单个脂肪团块支撑硬度、受区致密度大小有关。它能更好地解答形态雕塑的问题。为了更好地解决医疗美容轮廓雕塑中的点、线、面和立体的容积，单纯用存活率来解答是无法解决的，而脂肪移植堆积抬高度能充分解答这些问题。脂肪移植堆积抬高度比存活率对临床脂肪移植雕塑面部容颜更有指导意义。

（一）存活率与堆积抬高度的关系

（1）脂肪移植术后存留容积的多少和存活率成正比。存活率越高，存留的脂肪容积越大；存活率越低，存留的脂肪容积越小。

（2）存活率与受区脂肪移植堆积抬高度成正比吗？受区脂肪移植堆积抬高度是由脂肪的存活率决定的吗？我们知道脂肪存活了，受区的形状一定有变化。存活了就有抬高；没有存活，一样也可能被抬高，比如，脂肪液化、结节等脂肪即使已经坏死仍然能抬高受区。因此，存活率与受区脂肪移植堆积抬高度不成正比。

（二）容积与堆积抬高度的关系

1.容积与堆积抬高度不成正比

如果我们用同样大小的杯子盛一杯细沙子和盛一杯小石头，将相同容积的沙子和小石头放在同一个桌面上，小石头能堆积起来的最高的高度比沙子堆积起来的最高的高度高（如图5-34所示）。

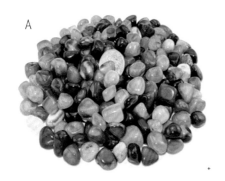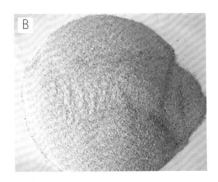

A.小石头堆积，B.沙子堆积。

图5-34 容积与堆积抬高度不成正比示意图 1

　　如果技术好，桌子的脚固定牢固，每根脚的长度一样，桌子的脚多与少都可能抬高到一样的高度（如图5-35所示四张桌面的高度一样，而桌子下面部的桌子脚不相等）。说明了容积与堆积抬高度不成正比。

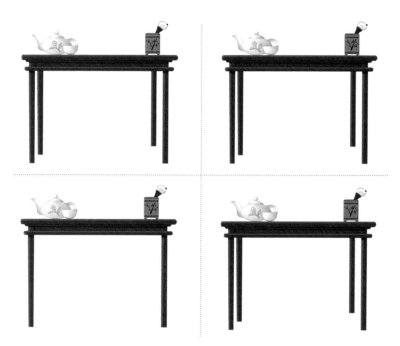

图 5-35　容积与堆积抬高度不成正比示意图 2

　　2.相等的容积，堆积抬高度也可能不一样

　　如果相等的气球摆放方式不同，堆积的高度不同（如图5-36所示）。

　　3.关于脂肪堆积抬高度的问题

　　脂肪移植后要保证受区表面堆积抬高的效果，就要考虑术后的稳定性。受区抬高的效果不再恢复到之前的位置，因此，脂肪移植后存活下来，是脂肪抬高的先决条件，也决定了术后抬高效果的长期稳定。

　　因此，在脂肪移植术中，做到即使在脂肪移植后存活率低的情况下，仍然能保证受区的抬高度——就是要大颗粒脂肪多层次地移植（如图5-36C所示）。

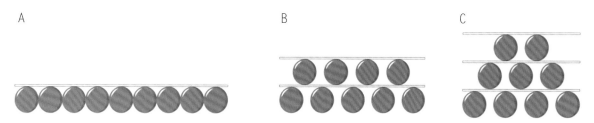

图 5-36　相等容积不同堆积抬高度示意图

第二节 脂肪移植雕塑的注意事项

一、面部脂肪移植并发症

（一）感染

面部脂肪移植术后感染的风险不高，偶有感染。

1.感染区域较小

脂肪移植后感染，区域如小指头大。多发生在不行水分离处理的浅面或深层的脂肪移植，可能是局部压力较大，临床上术中可见明显凸起较硬的结节，移植后血管重建不佳、血供不佳，从而引起移植脂肪的中心缺血性坏死，形成无菌性感染，部分结节感觉疼痛或触痛。

治疗：在感染区的表皮上，辅助手拇指和食指找到感染区并固定好，主手用装有利多卡因和肾上腺素液的注射器，针头垂直扎进感染内，有落空感停止进针，推注局部麻醉液进入感染区，使感染区鼓胀起来，使感染区内的空间增大，后改用12号针头穿破皮肤和感染区，有落空感停止进针，开放感染区，换18G移植针进入，反复冲洗至无分泌物为止。

2.感染区域较大

较大的区域感染，往往会伴着移植脂肪大面积死亡、肿胀明显、质软、有波动感，探查有分泌物。

治疗：先用18G移植针探查确诊，当即用9号水分离针进入感染区注射局部麻药止痛，再改用18G移植针接上2.5毫升注射器反复冲洗和吸出感染物，形成空气的负压在0.2毫升以内，直到干净为止。超低负压非常轻柔地吸除可避免感染区扩大，并可尽量把坏死的脂肪和分泌物抽净。

（二）结节

面部脂肪移植术后结节的发生，可能与移植脂肪成坨状、外围压力过大、造成脂肪坏死或液化、与表面结缔组织增生有关，临床表现为凸起、触及偏硬。常见于额、颞区和眶周。脂肪移植填泪沟术后结节（如图5-37A所示），是由脂肪移植时注射呈坨块状引起。

治疗：①直接吸除，先用5号或者6号水分离针进入结节内注射少许局部麻药，后改用9号水分离针进入结节内注射局部麻药止痛，再改用18G移植针接上1.0毫升注射器反复冲洗和吸出内容物，形成空气的负压在0.1—0.2毫升以内，直到干净为止。超低负压非常轻柔地吸除坏死的脂肪和分泌物。如图5-37B是术后1个月的效果。②内切摘除，如图5-37C是内切摘除术中图，如图5-37D是摘除的结节。③外切摘除。

（三）出血

脂肪移植术出血常见于行水分离时出血和脂肪移植推注脂肪时出血。出血不仅加大手术的风险，而且还影响手术的效果，比如出血后局部肿胀明显，影响术中脂肪移植的量和形态的精准评价。因此对于脂肪移植术中的出血，主要在于预防，不是在于治疗，做到尽快发现，尽快处理。具体处置方法见血管栓塞并发症。

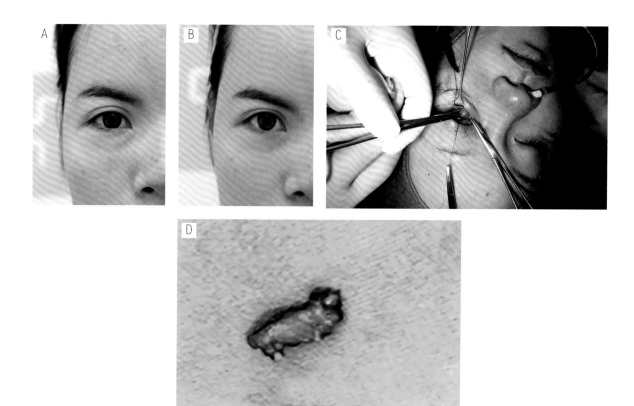

图 5-37 结节案例

（四）血管栓塞

血管栓塞是脂肪移植和吸脂术严重的并发症。引起栓塞的原因可能是血管破裂，形成一个开放管道，填充区局部压力过大，脂肪从破裂了的血管进入血管内引起栓塞。术后即刻压力非常大或术后继发性出血压力增加都有可能引起血管破裂。脂肪移植术常见引起栓塞的部位有面部、胸部、臀部。

怎样才能预防脂肪进入血管造成栓塞呢？

1.避免较粗血管破裂的技术

（1）熟悉解剖。熟悉重要神经血管的走向和层次，操作时要轻柔，并做好回抽，确认无大血管破裂。

（2）水分离。首先，水分离液中含有肾上腺素，能收缩血管、增厚血管壁，降低血管被捅破的概率。其次，用9号水分离针做隧道（9号水分离针插入面部软组织内阻力非常小，而较粗的18G注射脂肪针插入面部软组织内阻力较大），方便注射脂肪针无阻力进入到受区，防止暴力进针，防止注射脂肪时捅破血管。再次，万一捅破了血管，可以马上发现，从而及时放弃此次手术或改另一层次水分离和注射脂肪。

（3）操作技巧。首先避免暴力操作，要用巧力操作。仅靠中指和食指握注射脂肪针进针，万一捅到稍大的血管也不会被捅破。

（4）各个部位器械的选择。精细注射脂肪的部位，选择较小的水分离针，比如5号、6号水分离针，同时选择较小的注射脂肪针，比如7号、8号水分离针用来注射脂肪。较大部位注射脂肪，选择用较大的水分离针和注射脂肪针，比如9号水分离针和18G注射脂肪针。这样可以避免损伤稍大血管。器械选择技巧如下。

①SVF混合脂肪、纳米脂肪可选择5号、6号水分离针注射移植，也可以选择27G、4号半针头注射移植，水分离针选择5号水分离针。

②大颗粒脂肪选择8号、9号水分离针进行水分离，选用18G或者1.2毫米注脂针注射移植。

③中颗粒脂肪选择7号、8号水分离针行水分离，选择8号、9号注脂针进行注射脂肪。

④小颗粒脂肪，选择5号、6号水分离针行水分离，选择6号、7号注脂针进行脂肪注射。

2.避免较粗血管破裂的技巧

为了预防注射物进入血管引发严重的血管栓塞并发症，下面我们用自体脂肪填充注射为例，讲解如何预防血管栓塞的问题。

目前关于脂肪填充引发的血管栓塞的机理可能是：①直接注入血管内引起；②填充区血管破裂，同时注射脂肪的量过多，填充区局部压力过大，脂肪从破裂了的血管进入血管内。

因此，第一，要熟练掌握要填充区域的解剖，做到心中有数，颞区、鼻背、眶上、鼻基底是脂肪栓塞多发区。

第二，填充于皮下及肌层、骨膜上层等受区的脂肪避免用锐针注射，避免扎破血管。在水分离时，进针点选择在受区范围外1.0—1.5厘米的位置皮肤上，做到锐针开口刺破血管时，此处无脂肪移植从而避免注射脂肪进入血管。

第三，局部麻醉进针点，用12号锐针扎破皮肤行水分离时，注射脂肪颗粒为大、中颗粒脂肪，选择8号或者9号水分离针行水分离，仅靠中指和食指握水分离针进针（如图5-38所示），多层次扎入受区的软组织内，进行肿胀液的注射，行水分离，使用阻力非常小的8号或者9号水分离针推送，如果遇到稍大的阻力必须改变方向，绝对不能暴力进针捅破血管；而后进针注射肿胀液或退针注肿胀液，收缩血管且避免捅破稍大血管（较小的血管仍然会捅破，但注射的是中、大颗粒脂肪，很难从较小的血管开口进入血管而引起血管栓塞）。

观察受区移植层次是否有血管破裂。高危区血管破裂的诊断：①回收有深色的血水（如图5-39所示），②受区血肿鼓起。高危区血管无破裂的诊断：①回收无深色的血水，②受区无血肿鼓起，③进针点无血液涌出。拔出注水针，仔细认真地观察10秒钟，如无破裂可进行脂肪注射。如有破裂，有经验的医师换另一层次重复上述操作，初学者请放弃此次此部位操作。

为避免捅破血管，收缩血管，最重要的是做好隧道，当注射脂肪后需减少局部的压力，脂肪注射均匀且立体，提高脂肪生存率。

第四，初学者或经验不足者，必须要用18G以下比较粗的钝针推送脂肪，进针时用食指和中指夹住注射器几乎无阻力把注脂针送入隧道中。

如果用18G的注脂针注射脂肪，选择用稍微小一点的9号或8号水分离针进行水分离，并且做好移植的隧道。不建议用同注脂针相等口径或更粗的水分离针进行水分离。口径太大容易造成过量水分离且出血。

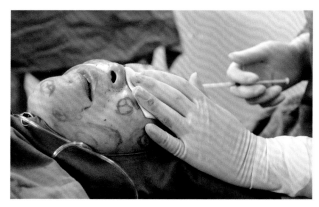
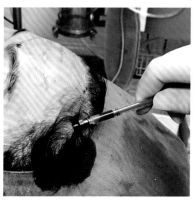

图5-38　局部麻醉进针手法　　　　　　　图5-39　回收有深色血水

初学者或经验不足者，建议在注脂针后退时推送脂肪，由于只用中指和食指握紧注射器无阻力进针，扎破较大的血管是有难度的。当钝针针尖碰到血管后，仅靠中指和食指握水分离针进针，推针力度不够大，握注射器的手往往会向前滑动，此时应改变进针的层次进行水分离。这样的操作可以很好地预防注脂针捅破血管，避免脂肪进入血管引起血管栓塞（如图5-40所示）。

初学者刚开始没有把握进针的力度，在注射肿胀液时，不小心扎破血管，表现为皮肤鼓起，拔针后进针点涌出许多鲜红色的血。处理方法是：加压压迫止血，记住此处因阻力大用力推送18G钝针的点（此点往往为捅破血液的点）并做好标记，无渗血后改另一层次水分离继续观察，无皮肤鼓起和进针点无鲜红的血渗出，才能注射脂肪，或者避开此点注射脂肪。

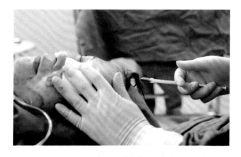

图5-40　改变进针层次的手法

第五，注射脂肪的技巧：用1.0毫升的注射器装脂肪颗粒，边退针边注射脂肪，分30—60次以上多点推完1.0毫升脂肪。

严格遵守上述原则进行填充，可以预防脂肪栓塞的发生。

二、脂肪移植易发生的误区

（一）分类脂肪应用不恰当

（1）脂肪移植用于补充受区容积或者大面积抬高受区时，不恰当使用了小颗粒脂肪或纳米脂肪，对于抬高受区的作用效果非常有限。

（2）用于面部表面雕塑修饰时，脂肪移植不恰当地使用粗颗粒脂肪，而不用小颗粒脂肪或SVF混合脂肪、纳米脂肪。面部浅层选用大颗粒脂肪，容易造成表面凹凸不平和表面肿泡等现象。

（3）原则上中、深层的脂肪移植选择中、大脂肪颗粒，浅面或表浅面选择SVF混合脂肪、纳米脂肪、小颗粒脂肪。这样并发症会减少，术后皮肤的质地更佳。

（4）面部表面凸点的雕塑不恰当地选择了小颗粒脂肪，而不用大颗粒脂肪雕塑。

（5）眼周凹陷（包括上睑凹陷、泪沟、眶沟）脂肪填充深层时，不恰当地选择了大、中颗粒离心或吸附脂肪，而不选择过滤脂肪。因为离心脂肪和吸附脂肪含水分相对会少，注射脂肪时阻力相对大点，手感会比过滤脂肪注射的手感稍差，往往会造成团块状注射，造成许多不必要的并发症，比如形态不美、术后结节等。如果不恰当地选择了静置脂肪，注射手感会非常好，但往往会造成术后注射的量不足。

（6）面部大区域脂肪移植时，不恰当地选择了静置大颗粒脂肪，而没有选用过滤大颗粒脂肪、离心大颗粒脂肪或吸附大颗粒脂肪等。静置大颗粒脂肪移植很难判断注射后的效果。

（二）审美设计不当

（1）脸型设计不当。在审美设计上没有注意头体比例的平衡，造成头体比例失衡。比如，153厘米身高，不小心把脸拉长了，雕塑出了一个较长的瓜子脸，头体比例失调，使人感觉脸长身短等怪异的体形。

（2）神态设计不当。

（3）没有纠正轮廓的缺陷。常见于没有很好地综合运用视错觉理论，在审美设计时纠正轮廓的缺陷。比如宽大的额头、宽大的下颏在脂肪移植时没能处理好。

（4）加重原有的缺陷，使脸更大、更方、更圆等。比如宽大的颧骨、宽大的下颌角，在脂肪移植后使脸更大、更方、更圆了。

（5）技术运用不当。比如，应该加减法设计而只选择加法设计等。

对于以上的审美设计不当，只能加强学习，熟练掌握视错觉理论在审美设计中的运用。

（三）脂肪移植过多

造成脂肪移植过多有两种情况：一种是脂肪移植的量过大过多，造成的局部凸起明显；另一种是脂肪移植过浅或者受区脂肪移植时水分离过度，视觉上造成的肿泡、松软而感觉脂肪移植过多。

常见部位有额部、额颞、颞区、眶周、泪沟、苹果肌、面颊等。

脂肪移植过多造成的原因多种多样，各亚单位脂肪移植过多造成的原因也是多样的。常见原因如下。

（1）不恰当地选用了静置大颗粒脂肪。造成术中注射过量（往往是局部过量）而不知，等待术后水肿消退后才发现。

处理方法：选用过滤或者吸附或者离心大颗粒脂肪移植填充，不用静置大颗粒脂肪填充。

（2）术中真实注射过量，引起形态隆起、肿胖不美。

处理方法：术中校正时可发现，立即用18G注脂针套上1.0毫升注射器，负压取0.1毫升空气泡，从注射脂肪的层次慢慢取出。

（3）脂肪移植过浅或者受区水分离过度（包括脂肪移植粗暴引起的器械性水分离过度）造成视觉上肿泡过多。常见部位有额部、额颞、颞区、眉间区、眶周、泪沟、颧弓下凹陷等。

处理方法：多数情况下，都是在术后水肿消退后才发现此现象。术后处理方法是用9号水分离针进入到可能的注射脂肪的浅层、中层和深层内注射局部麻药止痛，再改用18G移植针接上1.0毫升注射器反复吸出内容物，形成空气的负压0.1—0.2毫升以内，吸出过多脂肪。

（四）水分离过度

（1）水分离液注射过多造成水分离过度，当脂肪移植时，目测刚好合适或稍微过量，往往都是术后不足的表现。当超量过足时，很难判断合适与不合适，而不敢超量过足脂肪移植。

处理方法：熟练掌握水分离的方法和种类及不同的水分离在各亚单位的应用，并且区分清受区主要是线、面等轮廓的雕塑补容积还是抬高受区，选用合适的脂肪颗粒和水分离方法。

原则：补充容积造"面"受区水分离选择适量水分离、微过量水分离，而抬高受区造"线条"的水分离雕塑选择不分离、微量水分离。

（2）脂肪移植时选择静置脂肪，由于静置脂肪含有过多的水分，术中很难预估是否移植脂肪多了或者少了，往往造成脂肪移植不足。

处理方法：熟练掌握各种分类脂肪的应用。

原则：各种面部表面的打磨，选择运用细小颗粒脂肪、SVF混合物脂肪、纳米脂肪。而补充容积和抬高受区选择运用过滤脂肪、吸附脂肪、离心脂肪等粗大颗粒脂肪。

（3）术中受区行水分离时出血及血肿，造成受区的凹陷程度估计不准确。同时由于出血，需要另换一个层次行水分离和移植脂肪，担心过量造成术后纠纷而采取不足量脂肪移植处理，减少纠纷。

处理方法：严格按照减少受区出血的脂肪移植技术，详见如何预防出血和血管栓塞部分。

（4）不恰当地应用了SVF混合物脂肪、纳米脂肪和细小颗粒脂肪来移植，由于存活率和抬高度的问题，术中水肿时看似脂肪移植量适合，而术后消肿后明显不足。

处理方法：补充容积和抬高受区选择运用粗大颗粒脂肪。

（5）由于鼻部软组织非常薄，移植后的脂肪接触受区的软组织不足，而产生供血不足，术后存活率不高而产生术后脂肪移植不足。

处理方法：选择应用SVF混合物脂肪与粗大颗粒脂肪混合，按1∶1的比例进行充分混合后移植，提高存活率而解决鼻部脂肪移植不足的问题。

（6）鼻基底和下颌区，由于活动度较大，使受区的软组织与移植后的脂肪接触没有一个稳定的环境，血管爬行再造不稳定，造成受区移植脂肪供血不足，存活率偏低，产生术后脂肪移植不足。

处理方法：选择应用SVF混合物脂肪与粗大颗粒脂肪混合，按1∶1的比例进行充分混合后移植，提高存活率而解决鼻基底和下颌部术后脂肪移植不足的问题。

（7）设计欠妥造成不足，常见于没有整体的审美设计思维的案例。

（8）技术手法原因，常见水分离和脂肪移植不足，无法立体移植造成。以及抽取的脂肪受损过多，术后存活率不足。

脂肪移植不足分为术中脂肪移植不足和术后脂肪移植不足，尽可能在术中发现并解决它。一是看，术中线条是否流畅、对称，术中让求美者坐立，自然放松平视正前方，观察到将要雕塑的轮廓线、少女线的线条不流畅、不对称，往往是术中脂肪移植不足的表现。二是触，用辅助手的食指在脂肪移植后的即刻，轻轻触摸和按压，如果有落空感即为局部脂肪移植不足。

术后脂肪移植不足造成的原因多种多样，各亚单位术后脂肪移植不足造成的原因也是多样的。常见部位术后脂肪移植不足有以下几点：

（1）额颞衔接区术后脂肪移植不足，常见原因：①审美设计欠妥或缺失；②技术手法原因，雕不出立体感的轮廓线形态；③水分离液过多，造成轮廓线雕塑的不足；④不恰当地运用分类中的脂肪。处理此部位脂肪移植不足的方法很简单，就是及早发现并继续脂肪移植补充。

（2）眉间区脂肪移植不足，常见原因：①水分离液注射过多；②不恰当地应用了分类中的脂肪；③担心出现压眉毛现象和幼稚化额头，注射移植的脂肪量不足；④审美设计欠妥或缺失。

（3）眉上凹陷脂肪移植不足，常见原因有：①水分离液注射过多；②应用了分类中的细小颗粒脂肪和纳米脂肪；③担心出现压眉毛现象而注射量不足；④部分人挑眉的习惯。

（4）颞区脂肪移植不足，常见原因有：①水分离液注射过多；②不恰当地应用了分类中的细小颗粒脂肪和纳米脂肪；③术中出血及血肿原因引起；④审美设计欠妥或缺失；⑤注射的手法问题；⑥同时操作颧弓区的吸取时，颞区脂肪移植与颧弓区衔接过渡不足。

（5）苹果肌脂肪移植及印第安纹脂肪移植不足，常见原因：①注射手法问题，②理论及技术应用错误，③脂肪移植时浅层填充过多。

（6）颧弓下凹陷填充不足，常见原因：①注射量不均匀；②注射层次过浅，而没有注射于深层；③和周围各亚单位过渡不自然。

（五）脂肪移植术后凹凸不平原因及处理方法

（1）脂肪移植时，由于过多地注射于皮下所致。处理方法：尽可能少在皮下进行大量脂肪移植。

（2）脂肪颗粒大小及分类应用不当所致。常见于过多应用大、中颗粒脂肪移植于皮下。处理方法：熟练掌握每种脂肪移植的特点及效果。

（3）某些部位（比如额部、额颞衔接区等）脂肪移植术后出现脂肪结节所致。处理方法：尽可能避免坨状注射脂肪。

（4）水分离运用不当所致。比如额部深层不行水分离，直接进针脂肪移植，容易造成凹凸不平。处理方法：熟练掌握水分离的分类和技术运用。

（5）脂肪移植注射平铺手法不娴熟或者注射脂肪时过渡不均匀所致。常见于注射时，每次注射脂肪的量不能很好地控制，时多时少，容易造成凹凸不平。

额部脂肪移植术后凹凸不平常见原因：①脂肪移植过浅，②脂肪移植后出现硬结，③不行水分离，④注射手法不娴熟。

泪沟及上睑凹陷脂肪移植后凹凸不平，常见原因：①脂肪移植后结节；②脂肪移植过浅；③注射手法不够娴熟，脂肪移植过渡不好。

处理方法：多练习脂肪在体外的推注。

（六）脂肪移植术后形态不对称

人类的脸型，几乎没有完全是左右相对称的，只是两侧不对称是否明显。脸型不对称是由于两侧骨架不完全对称引起。因此，我们在面部形态的雕塑过程中，只能尽最大的努力去改善，从两侧明显不对称调整为两侧不对称不明显。

造成术中、术后两侧明显不对称的原因有求美者的自身原因，也有术者的原因。

①术前。审美设计时没注意求美者原有的面部骨架不对称所致。主要原因是目视下很容易遗漏或者很难观察发现。看术前的正面、左右45度、90度照片会更容易发现明显的不对称之处。

②术中。在明显之处标记下来。比如术中要填充的一侧脂肪量要偏多，就在将要填充的部位标记一个"多"字，术中填充的一侧脂肪的量要偏少，就标记一个"少"字。

③术后。术前、术中已经注意并纠正两侧不对称，术后仍有明显的不对称发生，主要是脂肪移植存活不均等，或者一侧脂肪感染液化。

在面部的形态雕塑中，调整两侧不对称或防止两侧发生明显不对称，主要观察以下几个方面来调整不对称：

①两侧轮廓线尽可能相对称。

②额部左右两侧尽可能相对称。

③额颞衔接区两侧尽可能相对称。

④颞区两侧尽可能相对称。

⑤眉毛两侧尽可能相对称。

⑥颧弓区两侧尽可能相对称。

⑦颧弓最外凸点（正面观），用脂肪移植过渡相连的四周，尽可能模糊颧弓正面观的最外凸点，使两侧轮廓线尽可能相对称。

⑧苹果肌的大小、形态、最前凸的位置尽可能相对称。

⑨面颊两侧尽可能相对称。

⑩下颏的最低和最前翘凸点尽可能居中。

⑪两侧脸部的各亚单位，前后尽可能相对称，不要前后旋转不对称。

处理方法：术中求美者完全清醒状态下，坐位、自然放松下平视正前方，术者在求美者面前观察以上参考指标是否对称。如果是由于脂肪移植的量不足引起，则继续填充，最好是求美者坐位时注射脂肪调整，也可以坐位用辅助手指按着将要填充的部位，标记好后平卧位调整，反复坐位观察标记、平卧位注射脂肪调整，直到两侧尽可能相对称。如果选择求美者坐位注射脂肪，直接调整到两侧尽可能相对称为止。

如果是发现一侧填充脂肪过多，则多余部位采用吸取的方法，直到两侧尽可能相对称。吸取填充过多的脂肪，可坐位观察，辅助手按着填充过多的部位并标记，坐位吸取，直到两侧尽可能相对称。也可以坐位观察，辅助手按着填充多的部位并标记，平卧位吸取，直到两侧尽可能相对称。

如果是术后发现两侧不对称，术后3个月后，按面部吸脂操作进行调整。

（七）术中出血

术中出血常见于水分离操作和脂肪移植时出血，都是由于操作比较粗暴引起。

　　对于术中出血，及时发现是处理的关键。出血时局部隆起是观测指标。另一个方法是行水分离时，在面部有较大血管的区域或者临床上脂肪栓塞好发地，用带有5—9号水分离针的1.0毫升注射器极低的负压回吸，观察是否有鲜红的血液，如果有则为血管破裂出血，如果没有则血管没有大的破裂。

　　处理方法：①发现出血及时按压止血5分钟以上，能起到止血，防止再出血的作用。②受区出血后是否可以继续脂肪移植？只要水分离时做到水分离的层次定位便可，脂肪移植是按水分离定好的层次进行移植的。如果出血，出血的层次肯定在水分离定好的层次。此时，我们应该在此出血的层次下方或上方进针，再重新水分离定脂肪移植的层次，避开出血的血管裂口，重新脂肪移植。

　　（八）术后面部脂肪填充不真实、没有立体感

　　面部脂肪填充不真实、没有立体感主要表现为以下方面：①脸型怪异，②质地变松、软、胖、肿，③表情僵硬，等等。

　　这些问题是脂肪填充最容易出现的问题，引起这些问题的原因非常多。它是个系统性问题，只要在某个环节中的某一个不起眼的问题处理不妥，都可能造成面部脂肪填充不真实、没有立体感，使人一看就可感知是面部填充过的脸蛋。出现上述问题的常见具体环节如下。

　　（1）审美设计环节：①脸型设计怪异，②面部各亚单位搭配怪异，③面部各亚单位与脸型搭配怪异，④面部各亚单位神态怪异，⑤面部各亚单位神态与面部搭配怪异，⑥各亚单位间年轻状态落差悬殊的怪异，等等。

　　（2）术中操作环节：①水分离运用不当，比如额部、额颞衔接区、颞区等水分离过度（即肿胀液注射过度），术后出现松、软、肿问题等。②脂肪分类选择不当，比如上睑凹陷运用了过多的大颗粒脂肪、面部脂肪填充注射过多的静置脂肪等。③层次选择不当，比如额部、眉间区等选择过多浅层注射。④点、线、面（包括转折线、近似平面和曲面）没有雕塑出来，比如苹果肌要有明显的凸点，而没有运用深层→中层→浅层的点状雕塑技巧，从而使苹果肌宽大无立体感等。⑤注射的量没有把控妥当，比如苹果肌、泪沟、颧弓下凹陷量过多引起的表情怪异以及印第安纹、颊沟注射量过多引起的表情僵硬等。⑥注射部位不精准，比如眉毛上区注射过多，引起愁眉怪异。⑦注脂针选择不当，比如额颞衔接区选择比18G还要粗的脂肪移植针，造成器械性水分离过度，引起肿、软现象等。⑧水分离和脂肪填充时动作过于粗暴，造成器械性水分离过度，比如额部、额颞衔接区等操作过于粗暴，引起松、软、肿现象等。⑨进针点的选择，比如苹果肌脂肪移植术，两侧进针点不一致或者距离受区太近，引起两侧苹果肌形态不一致、紧实密度不一致、表情不一致等。

　　总之，要避免面部脂肪术后不真实、没有立体感，必须处理好以上的每一个细节。

第三节　面部各亚单位脂肪移植雕塑的要点

面部脂肪移植和吸脂不是哪里凹陷填充哪里，哪里凸起就吸哪里。它的主要作用是雕塑面部的形态和神态。雕塑面部形态是雕塑面部神态的基础，雕塑面部神态是雕塑面部形态的升华。面部形态包括面部轮廓和各亚单位的形状。在雕塑形态篇章中，各局部亚单位雕塑的主要目的是把各局部拼接成一个标准或者近似标准的面部脸型，同时各亚单位的形态与将要雕塑的脸型的形态相协调。

术中想要雕塑理想的形状，与求美者的基本条件有关。此外还要考虑许多细节，如移植的层次、水分离类型的选择、水分离及肿胀液注射的顺序、脂肪类型的选择、进针点的选择、脂肪移植顺序、器械的选择以及运用，包括各亚单位移植的步骤、各个亚单位移植的先后顺序、脂肪移植和吸脂的先后顺序等。这些顺序错了，会出现不一样的雕塑面部轮廓等形状的效果。以下是笔者常用的面部轮廓雕塑的顺序，一一为大家介绍。

一、额颞衔接区

（一）范围

额颞衔接区范围（如图5-41所示）。

（二）填充的意义

（1）青春线的打造，定上面部正面观的轮廓线。

（2）改造额头的形态。

（3）舒展头发使发型更美、更靓。

（4）提升面部。

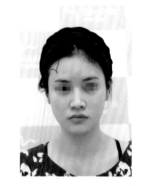

图 5-41　额颞衔接区范围

（5）综合视错觉的应用，使额头变小、变大、变圆润，弱化秃顶。如图5-42A所示术前额头较长且方，图5-42B是脂肪移植术后即刻，额头不方且圆润了。图5-42D是图5-42C脂肪移植术后3年方额头变圆润的效果。

（6）面部神态雕塑的辅助作用。

（三）进针点

主要进针点有：额颞衔接区进针点、额颞衔接区辅助进针点、额正中进针点、额正中辅助进针点、头顶进针点。

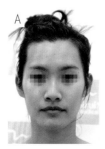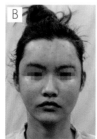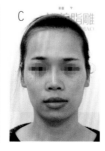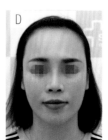

图 5-42　填充额颞衔接区的效果

（四）审美设计画线

按构思中的脸型，在额颞衔接区将要雕塑的轮廓线上标注好，再在轮廓线前标注一曲线，此曲线与轮廓线交叉点即是额颞衔接区辅助进针点。在额颞衔接区标注好的轮廓线中间画一垂直线，垂直线远离青春线约1.5厘米的位置，即是额颞衔接区进针点。这样画线的好处是青春线标记清楚，万一在操作中画线的线条模糊了，还可以以进针点为标记。画线时没有必要把额颞衔接区都标记出来，但两侧额颞区的轮廓线尽可能对称。如图5-43A、B中的红线为正侧面的额颞衔接区的画线。

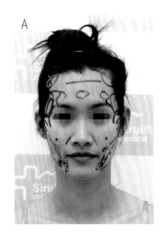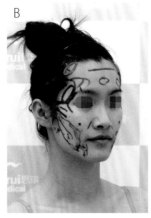

图 5-43 额颞衔接区的画线

（五）水分离

利用9号导入针进行水分离，采用微量水分离法进行水分离。

（六）水分离层次

水分离层次主要在深层或者骨膜上层。成人一侧水分离注射水分离液约为1.0毫升。

（七）脂肪的选择

选择过滤脂肪、离心脂肪或吸附脂肪，经加工后的大颗粒脂肪来移植。注射方法为从深层到深层，适当采用从深层到中层的进针移植方法。为了更好地脂肪堆积抬高，必要时在骨膜上注射小团块状脂肪。

（八）移植时的体位

额颞衔接区的脂肪移植，采用平卧位注射移植和坐位观察，平卧位调整。

（九）雕塑

当构思后的额颞衔接区的A青春线与术前的额颞衔接区轮廓线不相吻合时，就要人为地造转折线。下面介绍初学者比较容易掌握的方法。

在额颞衔接区人为造转折线时，选择头顶进针点进针，采取深层→中层的点状注射方式（为了降低注射风险，可以不用穿到中层，采取注射脂肪针向中层轻微用力顶起注射脂肪的方法），抬高转折线的内侧；从额颞衔接区辅助进针点进针，采取深层→中层的点状注射方式，抬高转折线的外侧，如图5-44从额颞衔区接辅助进针点进针，左手食指所指凸起的区域为将要雕塑的A青春线，也是额部的轮廓线。使A青春线的正中最高点→额颞衔接区的A青春线→颞区的A青春线围成的轮廓线与术前的构思轮廓线相一致。进针点与注射脂肪的区域不能过远，不然造成机械性过度剥离，从而造不出转折线。有时可以加用9号导入针，在皮下注射少许的中颗粒脂肪，这样立体感更好，使术后额颞衔接区轮廓线在此处雕塑为一条流畅的转折曲线。

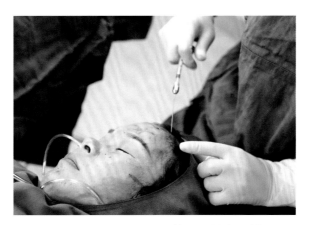

图 5-44　额颞衔接区辅助进针点进针

　　从额正中进针点、眉峰进针点进针，深层→深层进针和推注脂肪，从额颞衔接区转折线下的额颞衔接区雕塑一曲面，从额颞衔接区进针点、额颞衔接区辅助进针点进针过渡额颞衔接区转折线上的额颞衔接区域。术后A青春线前与后两个面隐约成夹角，如图5-45A红线是术前将要雕塑额颞衔接区的A青春线。图5-45B红线是脂肪移植术后即刻的真实轮廓线，此轮廓线为一曲线，其前后隐约可见的两个面。最后术后轮廓线向四周过渡，包括额部、发际线头发内和颞区的过渡。

　　雕塑额颞衔接区，如果术后轮廓线与术前的轮廓线一致，就不再刻意再雕塑，术中不再按上述方法雕塑，只要加厚抬高即可。

　　为什么首先要雕塑额颞衔接区？

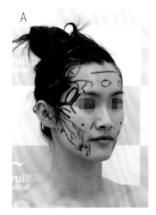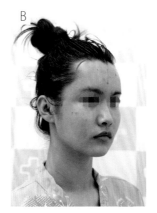

A. 术前，B. 术后。

图 5-45　术后青春线前后两个面隐约成夹角

（1）雕塑好额颞衔接区的A青春线后，基本上大致定好了上面部的轮廓线，往下的雕塑中，上面部的宽度和长度均在此范围之内操作，对于术前整体构思的打造误差最小，可以做到精准注射。

（2）额颞衔接区首先脂肪移植，可以按术前轮廓线的线条走向、抬高的高度和加宽的宽度以及额颞衔接区的形状雕塑是最容易操作和定型的，定型后的形状最自然、最美。

如果上面部其他部位先雕塑，范围不明确，由于注脂针从额颞衔接区多次进出，往往使微量水分离变成机械性适量水分离，甚至微过量水分离，从而使额颞衔接区塑形困难，容易造成术前轮廓线构思的失败。

（十）注意事项

（1）不宜采用适度、过量水分离法。因为这两种方法容易造成脂肪移植时移植层次的结缔组织剥离，不利于移植后脂肪的固定雕塑，脂肪雕塑后堆积的抬高度大大打折，不利于塑形，并有可能造成肿泡或者脂肪液化现象。

（2）水分离和脂肪移植时不能暴力操作，容易使受区软组织过度抬高，人为造成进针点区域填充层次间的结缔组织剥离，不利于雕塑塑形。

（3）水分离时不能不行水分离方式，容易造成脂肪移植后结节，术后凹凸不平。

（4）为了额颞衔接区的抬高度，适当采用从深层到中层的进针移植方式，这样的移植方式更立体，塑形更好。但是不能在浅层脂肪移植，容易造成术后结节，表面凹凸不平。

（5）注意术后进针点是否有头发进入针眼，容易造成术后水肿和感染、针眼不愈合。

（6）上面部脂肪移植建议首先选择额颞衔接区。

（7）注射脂肪时要注重连贯性，不能上填一下、下填一下，造成塑形困难。用辅助手的食指感知脂肪注射的量、注射区域的硬度、注射区域的平整度。

二、颞区

（一）范围

颞区填充的范围（如图5-46A、B所示）。

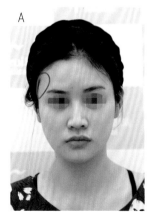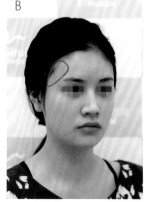

图5-46　颞区填充的范围

（二）填充的意义

（1）青春线的打造，同时定上面部正面观的轮廓。

（2）改造额头的形态。

（3）舒展颞区的头发，使发型更美观、更靓丽。

（4）调整面部的神态。

（5）提升整个面部。

（6）视错觉的综合应用，使上面部视觉上变大或变小，以及颧弓宽大变小等。

（三）进针点

（1）如果上面部以缩窄和拉长为主，以额颞衔接区进针点、额颞衔接区辅助进针点为主。

（2）如果上面部以加宽或（和）缩短为主，以颞区进针点为主，眉峰进针点、额正中辅助进针点为辅助。或者以眉峰进针点、额正中辅助进针点为主，额颞衔接区进针点为辅。

（四）审美设计画线

1.颞区拉直法审美设计画线

颞区拉直法审美设计画线如图5-47A所示。

上面部以缩窄和拉长为主，颞区审美设计按颞区拉直法审美设计。

首先，把眶骨外侧在体表的投影和在颞区将要雕塑的A青春线画出来（此A青春线较垂直）。如果是"拉直"颞区，要标记出B1面的外侧B青春线，此B青春线大约标记在眉峰的垂直线上，如图5-47A红色虚线所示。其次，圈出颞区的大致范围，如图5-47A红色线圈所示。图5-47B颞区为术后即刻，此红线区域的平面为近垂直的平面，术后C面与正中矢状面的夹角非常小。

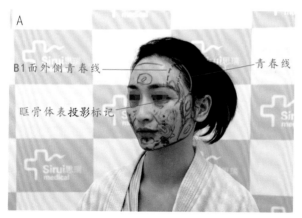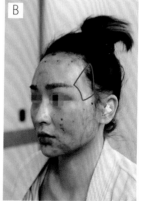

图5-47　颞区拉直法审美设计画线

2.颞区圆润法注射审美设计画线

颞区圆润法注射审美设计画线如图5-48所示。

上面部以加宽或（和）缩短为主，颞区审美设计按颞区圆润法审美设计。

先把眶骨外侧在体表的投影和在颞区将要雕塑的A青春线画出来（此A青春线较圆滑、弯曲并向下展开）。在颞区最凹陷处画一小圆圈，并大致标出颞区的区域，如图5-48A红色线圈所示。如图5-48B颞区为术后即刻，此红线区域的平面为隆起的曲面，术后C面与正中矢状面的夹角比术前大。

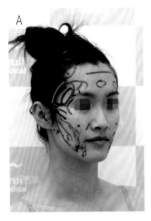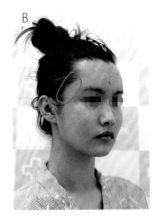

图5-48 颞区圆润法注射审美设计画线

（五）水分离

利用9号导入针，采用适量水分离法进行水分离。

（六）水分离的层次

颞区水分离的层次主要在深层，部分在浅层。一侧水分离的量为3.0—4.0毫升。

（七）脂肪的选择

选择过滤脂肪、离心脂肪或者吸附脂肪，经过加工后的大颗粒脂肪来移植，一侧用量为15—25毫升。

（八）体位

移植时的体位，采用平卧位注射和坐位观察，再平卧位或坐位调整。

（九）雕塑

额颞衔接区定好轮廓线后，向下延伸注射颞区，这样注射的优点如下。

①进一步把上面部两侧的宽度按术前的构思，进行较精准的操作。

②在上面部术后轮廓线定好后，能很好借助视错觉理论，收放自如地调整上面部的视觉长度和视觉宽度。如果先选择注射额部，就很难借助视错觉理论做到自如地调整上面部的视觉长度和视觉宽度。

③额颞衔接区和颞区的术后轮廓线定好后，额头、眉上凹陷等各亚单位可以很好地雕塑过渡，使上面部各亚单位过渡衔接自然流畅，以及使上面部与中、下面部过渡衔接自然流畅。特殊案例会先处理中、下面部的填充，最后才是上面部的填充。

如果是用颞区拉直注射法缩小上面部，注射应从眉弓转折线（即B青春线）开始，尽可能抬高此处人为造一转折线。此转折线要一气呵成，不能多次反复操作，否则造成机械性水分离过渡，造出的转折线立体感不强。造好转折线后，采用从颞区前侧向颞区后侧注射脂肪的顺序，这样雕塑的顺序缩小上面部的视觉效果最明显。如果采用从颞区外侧向颞区前侧的注射顺序，转折线容易不经意间被破坏，立体感不强，造成上面部缩小的视觉效果大大打折。

而颞区圆润注射法，从颞区前侧→颞区后侧，或者颞区后侧→颞区前侧注射的顺序均可。

1.颞区拉直法雕塑

从颞区进针点进针"拉直"颞区，如图5-49由左向右雕塑，术后C面与正中矢状面的夹角比术前小。

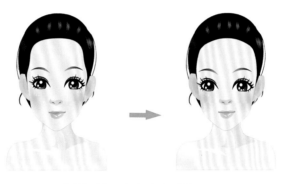

图 5-49　由左向右进行雕塑

水分离液的注射，选用额颞衔接区进针点和额颞衔接区辅助进针点进针，再深层适量水分离颞区。

用食指和拇指夹持装有脂肪的带18G移植针的1.0毫升注射器。引导18G移植针进入额颞衔接区辅助进针点的深层，沿着骨膜上穿到同一侧的眉峰处，推注脂肪使眉峰向前隆起，然后后退推注脂肪在B青春线上造一转折线。

改用食指和中指夹持装有脂肪的带18G移植针的1.0毫升注射器，手掌不用力，低阻力或极低阻力在深层沿着水分离的隧道进针，到达额颞衔接区进针点的远端，先眉尾处，其次近眶外侧缘，达颞区前段的深层（如图5-50左手食指所示为近眶外侧缘区域）。采用后退推送脂肪的方式（如图5-51所示右手持注脂针边后退边推送脂肪）。脂肪移植从颞区前段下面的眼眶外侧开始，向上后退推注脂肪，先把一侧颞区前段向前、向外抬高，把颞区的前段雕塑出来。

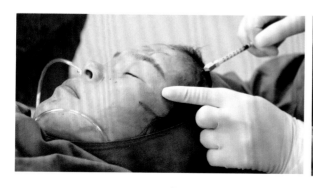

图 5-50　近眶外侧缘区域

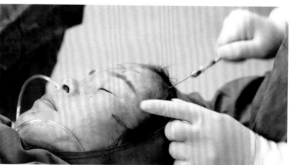

图 5-51　后退推送脂肪

　　参照颞区前段向前向外抬好的高度，向颞区的中段和后段，甚至达头发区域内过渡填充（如图5-52A左手食指所示为眼眶外侧颞区前段区域、图5-52B左手食指所示为颞区中段区域、图5-52C左手食指所示为颞区后段区域）。再由颞区下端往上端移植（如图5-53所示），同时由额颞衔接区辅助进针点过渡额颞衔接区和眉尾区，颧弓进针点过渡眼眶外侧和鬓发区，此注射移植方法可以使颞区平面与正中矢状面的夹角最小（如图5-54所示），A面与B1面的景深最大化。术后颞区前段加厚向外侧抬高的幅度>颞区中段加厚向外侧抬高的幅度>颞区后段加厚向外侧抬高的幅度。

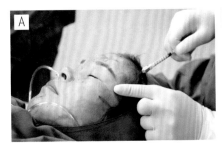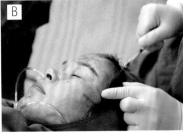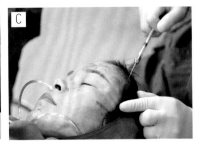

图 5-52　眼眶外颞区前、中、后段区域

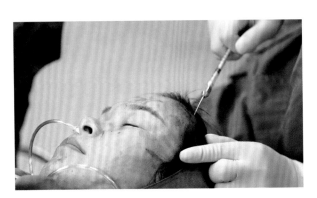

图 5-53　由颞区下端往上端移植

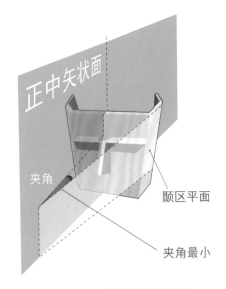

图 5-54　夹角最小示意图

　　如果想再拉长脸的长度，可在颞区将要雕塑脸部最宽处，由深层→浅层点状注射，把十字架中的横线上移，如图5-55A为术前十字架模型中的最长和最宽的位置，图5-55B为术后十字架模型中的最长和最宽的位置，术后的横线相对于术前上移了。如图5-55C、D红色小圈所示分别是术前、术后颞区最凸起的位置。最宽处根据将要雕塑的面部轮廓设计在颞区的中段、后段区域，绝不能设计在颞区前端。

　　颞区拉直法雕塑大部分采用深层→深层的进针方法后退推注脂肪来雕塑，少用或不用深层→中层、深层→浅层的进针后退推注脂肪。

此法注射可更好地利用视错觉现象，视觉上拉长和缩窄上面部，使脸的上面部变小等。

颞区拉直法雕塑临床上常用于拉长和缩窄上面部。

颞区拉直法雕塑颞区，脂肪移植应大量深层注射脂肪，有些案例凹陷非常明显的，深层注射还是解决不了的，应少量中、浅层注射，但不建议在皮下注射。如果在皮肤大量注射，术后局部皮肤隆起会很明显，造成表面凹凸不平，且颞区的雕塑面不是一个近似的平面而是曲面，导致雕塑上面部变小，效果大大打折。

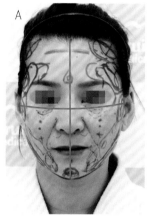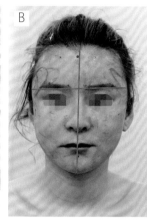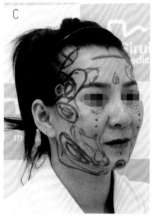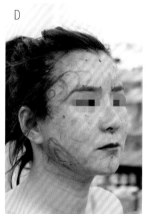

图 5-55　颞区雕塑脸部最宽处拉长脸案例

如果颞区过于凹陷，可在颞区最凹陷处的浅层移植少量的脂肪。

有时候在颧弓近耳端上方的鬓角内区域，选择上方的额颞衔接区进针点及辅助进针点脂肪填充，很难填平此区域。选择颧弓进针点便可以很好地解决上述问题。具体的方法是：从颧弓进针点进针，用盛有水分离液的1毫升注射器套上一针管无堵塞的18G注脂针，轻柔无阻力地插入鬓角区的中层，推注0.05毫升水分离液并用辅助手固定好18G注脂针，回抽无血后取下盛有水分离液的1毫升注射器，换上盛有脂肪的1毫升注射器进行注射，直到铺平此处。

一侧颞区脂肪移植的用过滤脂肪量为15—25毫升。如图5-56A、B是颞区拉直法脂肪填充颞区术前、术后3年的效果。

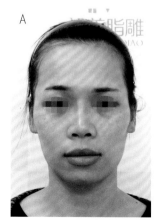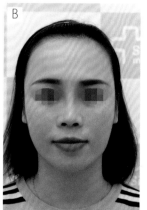

图 5-56　颞区拉直法脂肪填充案例

2.颞区圆润法雕塑

所谓的颞区圆润法雕塑就是移植脂肪后，使眉峰垂直处的额头到颞区头发内的面，是一个柔和曲面的雕塑方法（如图5-57A所示术前颞区的面是个近平面的面，如图5-57B所示脂肪移植术后颞区的面是个曲面）。术后颞区曲面与正中矢状面的夹角比术前大了（如图5-57C所示）。

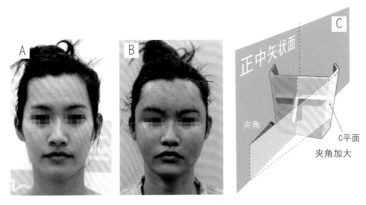

图 5-57　颞区圆润法雕塑案例

水分离液的注射，选用额颞衔接区进针点及辅助进针点进针，在深层采用适量水分离。

从颧弓后进针点处进针，在深层进针，注射器由食指和中指夹持，手掌不能顶住注射器针芯，到达眼眶外侧颞区后改为中层。为了降低注射风险，可以不用穿到中层，采取针向中层轻微用力顶起注射脂肪的方法，由前向后、下到上进针注射移植脂肪，颞区术后为一曲面。以眉峰进针点、额正中辅助进针点、额颞衔接区进针点进针，过渡眉毛区、额颞衔接区、鬓发区。

或者以眉峰进针点、额正中辅助进针点为主，额颞衔接区进针点为辅。在深层进针，注射器由食指和中指夹持，手掌不能顶住注射器针芯，到达颞区上部前段区域后改为中层，由前向后、上到下进针注射脂肪，最后到达颞区后段，过渡眉毛区、额颞衔接区、鬓发区。

颞区圆润法雕塑大部分采用深层→中层的进针推注脂肪来雕塑颞区，少用或不用深层→深层、深层→浅层的进针后退推注脂肪，颞区术后为一曲面。

此法注射更好地利用视错觉现象，视觉上缩短和拉宽上面部，使脸的上面部变短、变宽。

一侧颞区脂肪移植的用过滤脂肪量为15—20毫升。如图5-58A是术前，图5-58B是术后1年6个月颞区圆润法雕塑的效果。

颞区圆润法雕塑临床上常用于缩短、拉宽上面部。

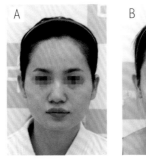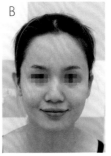

图 5-58　颞区圆润法雕塑效果

（十）注意事项

（1）水分离不宜过度和不足，更不宜不行水分离。过量水分离容易造成术中脂肪移植量是否合适很难预判且很难造型。不足和不行水分离容易造成血肿和出血，移植后出现结节、凹凸不平等现象。应采用深层适度、浅层微过量水分离，术中预判脂肪移植量较准确。

（2）水分离时不能暴力操作，易人为造成血肿和出血，提高风险，并有可能造成血管破裂引起血栓。

（3）水分离不能在浅层过渡，容易造成凹凸不平和术后肿泡外观，不利于平面造型的美观。

（4）为了增加颞区的抬高度，适当采用从深层到中层或（和）浅层进针方法，但是进针必须轻柔，采用食指和中指加持法。

（5）水分离时应严格按照预防血栓方法操作，在颞区尽可能回抽检查是否进入血管。水分离时要轻柔进针，注水分离液时要回抽检查是否有大量鲜红色的血液，避免把脂肪注入血管内。

（6）对于平面拉直法雕塑，不建议选择颧弓后进针点为主的注射方法。而平面圆润法雕塑时不建议选择颞区进针点的注射方法。

（7）注射脂肪时要注重连贯性，不能上填一下、下填一下，造成塑形困难。用辅助手的食指感知脂肪注射的量、注射区域的硬度、注射区域的平整度。

三、额头

（一）范围

额头范围如图5-59所示。

（二）填充的意义

（1）提升面部。

（2）综合视错觉的应用，使额头变小、变大，弱化秃顶。

（3）美化额部。

（4）使面部年轻化。

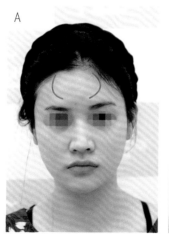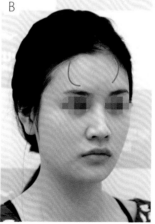

图 5-59　额头范围

（三）进针点

主要进针点有：额正中进针点、额颞衔接区进针点、眉头进针点和额顶进针点。

额头区的审美设计：额头区的画线，只是在将要雕塑的额头最凸处画一水平线条即可，没有必要把额头区都标记出来。最凸处的定位可以是将要雕塑的额顶轮廓线、两眉头连线和面部正中线相交点的距离，取上与下二分之一相交处，也可以是在上0.382与下0.618相交处。如图5-60红线中间的点为上0.382与下0.618相交处，定为额部最凸处。

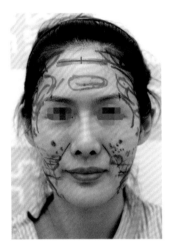

图5-60　额头最凸处画线

（四）水分离

利用9号导入针进行水分离，采用微量水分离法水分离。不建议采用过量水分离和不行水分离。

（五）水分离的层次

水分离的层次主要在深层或额肌下、骨膜上层。成人水分离注射水分离液为2.0—4.0毫升。

（六）脂肪的选择

选择过滤脂肪、离心脂肪或吸附脂肪，经加工后的大颗粒脂肪来移植。

（七）移植时的体位

额头区的脂肪移植，采用平卧位注射移植和坐位观察，平卧位注射调整。

（八）雕塑

额头区的雕塑是额部雕塑的收尾工作。这是为进一步拉长、缩短额头，或者是拉宽、缩窄额头的最后一步，也是上面部最终成形的收尾工作。

额头在额颞衔接区、颞区、眉间区和眉弓上凹陷注射完成后，再进行脂肪移植注射。这样做对于初学者的好处：①上面部的轮廓可以很容易按术前审美设计的构思进行雕塑。②上面部的整体形状可以很容易按术前构思进行雕塑。如果先额头雕塑，术中很难预估将要雕塑的额头的曲面和向前最凸的度的定位，往往很难做到"刚刚好"的效果，高了会使眉毛内卷，低了脸部过平，不利于视觉上面部拉长、缩短和拉宽、缩窄。

从两侧额颞区衔接进针点和额顶进针点进针，进到术前画好线的额正中最凸处，深层→中层进针点状注射方法。为了降低注射风险，可以不用穿到中层，采取注射脂肪针向中层轻微用力顶起注射脂肪的方法。骨膜上深层注射移植脂肪，堆积抬高额头最凸点，到达预估拉宽、缩短上面部或缩窄、拉长上面部和最佳上面部的形态为止，并抬高最凸处水平线两侧与两侧颞区自然过渡。

从两侧额颞区衔接进针点和额顶进针点进针，深层→深层进针点状注射方法，脂肪堆积抬高过渡额部最凸处水平线到额顶轮廓线间的曲面（如图5-61A所示）。

眉头进针点和额顶进针点，在骨膜上进针，深层→深层进针点状注射方法，脂肪堆积抬高过渡额部最凸处水平线到眉间区的曲面（如图5-61B所示），并做好颞区过渡。

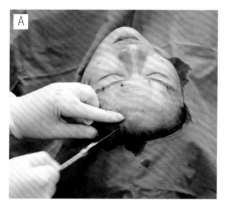
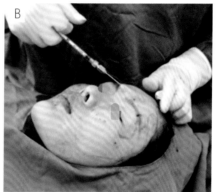

图 5-61　额头区雕塑进针点

案例图5-62B额头的水平线是额头最凸处定在上0.382与下0.618相交处水平线，图5-62A是术前，图5-62C是术后3年的效果。

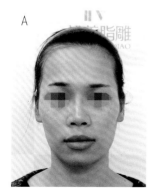
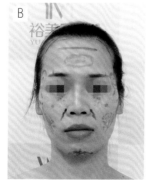
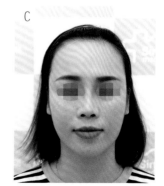

图 5-62　额头区雕塑案例

（九）注意事项

（1）为了使额部雕塑有更好的轮廓线和立体感，建议额颞衔接区先雕塑，额头后雕塑。

（2）水分离不宜采用适度、过量水分离法。水分离适度、过量水分离法容易造成脂肪移植时移植层次的结缔组织剥离，不利于脂肪移植后的脂肪固定雕塑，脂肪雕塑后堆积、抬高效果大大打折，不利于塑形，并有可能造成肿泡或脂肪液化现象。

（3）水分离和脂肪移植时不能暴力操作，容易使受区软组织过度抬高，人为造成进针点区域填充层次间的结缔组织剥离，不利于雕塑塑形。

（4）水分离时不能不行水分离方式，容易造成脂肪移植后结节、术后凹凸不平。

（5）为了提高额头区的抬高度，适当采用从深层到中层的进针移植方法，这样的移植方式更立体，塑形更好。但是不能在浅层脂肪移植，容易造成术后结节、表面凹凸不平。

（6）术后注意进针点是否有头发进入针眼，否则造成术后水肿和感染、针眼不愈合。

（7）注射脂肪时要注重连贯性，不能上填一下、下填一下，造成塑形困难。用辅助手的食指感知脂肪注射的量、注射区域的硬度、注射区域的平整度。

四、眉间区

（一）范围

眉间区范围如图5-63红色线圈所示。

（二）填充的意义

（1）抬高眉间区，减轻眉间皱纹。

（2）抬高眉头，舒展眉毛，纠正愁眉表情。

（3）改造额头的形态。

（三）进针点

主进针点为两侧眉头进针点，额正中进针点。

眉间区审美设计画线：把眉间区凹陷区域标记出来即可（如图5-64红色线圈所示）。

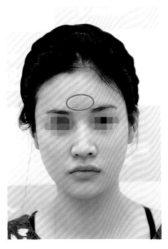

图 5-63　眉间区范围

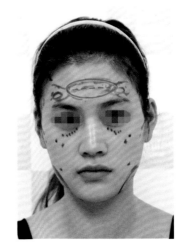

图 5-64　眉间区审美设计画线

（四）水分离

利用9号导入针进行水分离，深层采用微量水分离法，浅层采用微过量水分离法。深层用水分离液约0.5毫升，浅层约1.0毫升。

水分离的进针点选择在额正中进针。9号导入针直接进到骨膜上层，进行水分离。

（五）脂肪移植的选择

骨膜上深层脂肪移植，选择经过滤、离心或者吸附加工后的大颗粒脂肪。皮肤下浅层脂肪移植，选择经过滤、离心或者吸附加工后的中、小颗粒脂肪。

（六）水分离的层次

眉间区水分离的层次，主要在骨膜上的深层，部分在皮肤下的浅层。

（七）移植时的体位

采用平卧位注射移植和观察调整。

（八）雕塑

上面部两侧轮廓雕塑好后，就开始进行眉间区和眉上凹陷的填充，这样做的好处：①有利于上面部的整体雕塑；②不会使眉间区和眉上凹陷过度抬高，造成眉毛内卷，有利于眉毛的雕塑和其与眼睛的过渡衔接。

（1）如果眉间区的雕塑以平面雕塑为主。脂肪移植步骤：用装有大颗粒脂肪注射器套有18G的针头，从额正中进针点进入骨膜上深层，采用深层→深层点状注射手法，从上往下放射状平铺注射脂肪到理想的高度。最后从两侧的眉头进针点进针，进入骨膜上深层，平铺注射过渡眉间区周边。此法注射的主要目的是使上面部的额部进一步拉宽。

（2）如果眉间区的雕塑以抬高弯曲眉间区的平面为主，使眉间区微微隆起。脂肪移植步骤：用装有大颗粒脂肪的带有18G针头的注射器，从额正中进针点进入骨膜上深层，从上往下放射状平铺注射脂肪到理想的高度。然后皮下浅层注射中、小颗粒脂肪，进一步抬高眉间中心区，使眉间区变成弯曲的面。最后从对侧的眉头进针点进针，进入骨膜上深层，平铺注射过渡眉间区周边。此法注射的主要目的是使上面部的额部进一步缩小。

在眉间区脂肪移植时，采用退针推送脂肪，用辅助手的食指腹部感受脂肪移植的量和均匀度，避免术中凹凸不平。

其他进针点交叉过渡眉间区的四周雕塑，完善手术。

眉间区粗大颗粒脂肪用量为2.0—4.0毫升，中、小颗粒脂肪用量0.5—1.0毫升。如图5-65A术前眉间区为较平的平面，图5-65B术后眉间区为微凸的曲面。

（九）注意事项

（1）深层脂肪移植主要目的是抬高眉间区，采用微量水分离。过量水分离容易造成术后肿泡不平感；不行水分离则容易造成表面凹凸不平。

（2）浅层脂肪移植主要目的是使表面平整和减少眉间皱纹。过量水分离脂肪移植的量和位置不好把握，术后容易造成肿泡感；不行水分离则容易造成表面凹凸不平。

（3）深层采用粗大颗粒脂肪移植，不建议使用中、小颗粒脂肪移植，这样术后抬高的效果

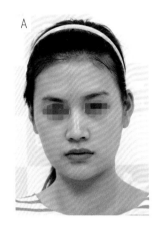
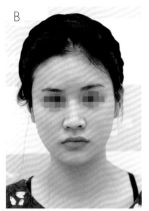

图 5-65　眉间区雕塑案例

才最佳。

（4）浅层用中颗粒脂肪移植，能抬高皮肤的同时，使皮肤更平整。能控制好用量，术后不容易造成表面肿泡现象。不建议用大颗粒脂肪移植浅层，容易造成肿泡不平整外观。

（5）注射脂肪时要注重连贯性，不能上填一下、下填一下，造成塑形困难。并用辅助手的食指感知脂肪注射的量、注射区域的硬度、注射区域的平整度。

五、眉弓上凹陷区

（一）范围

眉弓上凹陷区范围如图5-66红色线圈所示。

（二）填充的意义

（1）过渡上面部额部，使额部更圆润饱满。

（2）协助眉毛的调整，改善眉形。

（三）进针点

眉毛上凹陷期的进针点有眉头进针点和额正中进针点。

眉弓上凹陷审美设计画线：把眉弓上凹陷区域标记出来即可（如图5-67红线所示）。

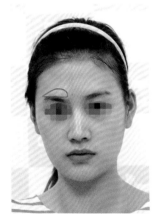
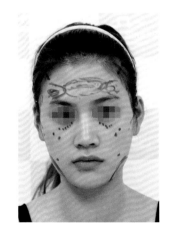

图 5-66　眉弓上凹陷区范围　　　　图 5-67　眉弓上凹陷进针点

（四）水分离

利用9号导入针进行水分离，采用深层微量水分离法分离。

（五）水分离和脂肪移植的层次

主要在骨膜上深层，有时辅于皮下浅层。一侧水分离的量为0.3—0.5毫升。

（六）脂肪的选择

选择经过滤、离心或者吸附加工后的大颗粒脂肪。一侧脂肪的用量为1.5—2.5毫升。

（七）脂肪移植时的体位

采用平卧位注射移植和调整。

（八）雕塑

上面部两侧轮廓雕塑好后，进行眉间区和眉上凹陷的填充，这样做的优点：①有利于上面部的整体雕塑；②眉间区和眉上凹陷不会过度抬高，造成眉毛内卷，有利于眉毛的雕塑和眉毛与眼睛的过渡衔接。

脂肪移植步骤：用装有大颗粒脂肪注射器套18G的针头，从额正中进针点进入骨膜上深层，采取深层→深层点状注射手法，从上往下放射状平铺注射脂肪到理想的高度即可。最后从眉头进针点进针，进入骨膜上深层，平铺注射过渡眉弓上凹陷区周边。如图5-68A是术前照图，图5-68B是眉上凹陷脂肪移植术后3年半的效果。

对于某些表情比较丰富，做表情时眉上凹陷比较明显的求美者，可将少许细小颗粒脂肪移植于皮肤浅层，或者将SVF脂肪混合物移植于皮下浅层。

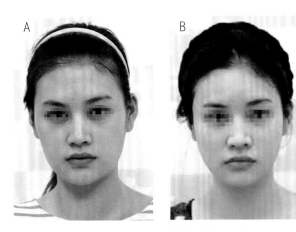

图 5-68　眉弓上凹陷的雕塑案例

（九）注意事项

（1）如果骨膜上深层采用大颗粒脂肪移植能解决眉弓上凹陷区，最好不选择细颗粒脂肪浅层移植。

（2）眉弓上凹陷深层脂肪移植过渡，要进入到眉毛区，这样的过渡才更自然。

六、眉毛

（一）填充的意义

（1）调整眼神的辅助作用。

（2）调整上、中面部比例的分割线。

（3）运用眉毛的眉峰上下调整，可以从视觉上调整脸型的长短以及胖瘦。

（二）进针点

眉毛的进针点有眉头进针点，眉峰进针点以及额颞衔接区进针点。

眉峰审美设计画线：只在眉毛的眉峰处画一竖线标记即可。同一侧鼻翼旁、双眼平视远方时的角膜外侧缘连线与眉毛相交的点，就是眉峰所在处（如图5-69红线所示）。

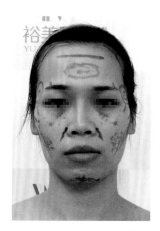

图 5-69 眉毛进针点

（三）水分离

采用9号导入针行深层微量水分离。浅层不用水分离。一侧水分离的量约为0.3毫升。

（四）脂肪的选择

浅层、深层均选择经过滤、离心或者吸附加工后的大颗粒脂肪。一侧眉毛移植的脂肪量为1.0—2.0毫升。

（五）移植塑形

（1）单纯的眉毛移植塑形。先由同侧眉头进针点进针进入骨膜上深层，到达眉峰处先深层点状注射，再由深层→浅层点状注射，把眉峰雕塑出来。

（2）上面部额部缩窄的眉形雕塑。先选择从额颞衔接区进针点进入骨膜上深层，从上到下直达眉峰处，深层点状注射脂肪，再由深层→浅层点状雕塑，抬高雕塑眉峰。

以上两种雕塑抬高眉峰后，再按以下步骤继续眉形的雕塑。

首先，从同侧眉头进针点进入深层，从眉峰开始脂肪注射，一边后退到眉头一边注射脂肪，采用深层→深层点状注射手法，把眉头到眉峰间的眉毛抬高雕塑塑形，同时向眉毛的上、下边缘过渡。

其次，从同侧眉峰进针点进入到深层，向眉尾方向逐渐移动注射针头，同时注射脂肪，采用深层→深层点状注射手法，把眉峰到眉尾间的眉毛抬高雕塑塑形，并做好眉毛上下边缘的过渡。

最后，从一侧的眉头进针点进入深层，跨越眉间区到达另一侧的眉头进行脂肪移植注射雕塑，采用深层→深层点状注射手法，修饰两侧眉头并做好四周的过渡。

（六）注意事项

（1）眉毛区脂肪移植不能使用暴力水分离和脂肪移植。

（2）眉毛区深层水分离不能用过量水分离法，否则容易造成眉毛造型困难。

（3）眉毛区脂肪移植使用大颗粒脂肪，利用大颗粒脂肪于眉毛区深层移植，有较好的抬高和塑形效果。

（4）如果是想使眉毛上移，大颗粒脂肪移植应以把眉尾下沿抬高为主，即眉毛下沿的抬高度比上沿的抬高度大。如果想使眉毛下移，大颗粒脂肪应以把眉毛的上沿抬高为主，即眉毛下沿的抬高度比上沿的抬高度要小。

（5）眉毛区的雕塑应做好上眼眶的过渡。

（6）注射脂肪时要注重连贯性，不能上填一下、下填一下，造成塑形困难。用辅助手的食指感知脂肪注射的量、注射区域的硬度、注射区域的平整度。

七、鼻子

（一）进针点

鼻子脂肪移植的进针点有鼻头进针点和眉间进针点。

（二）水分离

鼻子脂肪移植的水分离是采用9号导入针进行水分离的。采用适量水分离法，深层水分离注射量为0.3—0.5毫升，浅层为0.3—0.2毫升。

（三）水分离和脂肪移植的层次

鼻子脂肪移植的水分离和移植层在骨膜上的深层和皮下的浅层。

（四）脂肪的选择

深层选择经过滤、离心或者吸附加工后的大颗粒脂肪，浅层选择中颗粒脂肪。为了提高鼻子处脂肪移植的存活率，可选择用高硬度脂：SVF=1∶1的配比。

深层选择装有大颗粒脂肪注射器套有18G的针来移植。浅层选择装有中颗粒脂肪注射器套有18G的针来移植。

（五）移植时的体位

采用平卧位注射移植，坐位观察，平卧位调整。

（六）审美设计

标记鼻头进针点或眉间进针点。在鼻头到鼻背的连接线画出左右相对称的一条线，并标记出鼻尖表现点和鼻根最凹陷的位置。在两眉头连线与两内眦连接的中央画一横线，标记为鼻根最上端的位置。审美设计画线如图5-70所示。

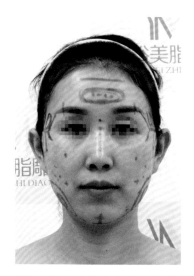

图 5-70 鼻部审美设计画线

（七）脂肪移植雕塑

采用只雕塑鼻背的注射方法，此法要求鼻头基础较好。

从鼻头进针点进针，采用9号导入针进入鼻头深部，向上沿着骨膜上的深层，直穿到鼻根的最上端。先推注一滴水分离液，然后回抽注射器，如果无新鲜的血液回流，再进行深部的水分离。在鼻根和鼻尖之间均匀"剥离"深层的组织，做一条隧道，备脂肪移植之用。取装有大颗粒脂肪注射器套有18G的针沿着上述做好的深层隧道进针，采用深层→深层点状注射方法，注射脂肪于深层。如果回抽有许多新鲜血液回流，则放弃此次脂肪注射。

拔出9号导入针进入鼻背浅层，按上述方法行皮下浅层水分离。后退9号导入针到鼻尖部，行鼻头深层水分离，回抽无鲜血回流，即可行脂肪移植。取装有大颗粒脂肪注射器套有18G的针沿着上述做好的浅层隧道进针，采用浅层→浅层点状注射方法，注射脂肪于浅层。

深层脂肪的脂肪用量为1.0—1.5毫升，浅层为0.5—0.8毫升，鼻尖为0.3—0.5毫升。

最后从眉峰处进针，按低风险回抽无新鲜血液的方法，移植脂肪完成眉间区与鼻根的过渡。

（八）注意事项

（1）鼻背、鼻根部不能采取不行水分离法。如果不行水分离，容易造成鼻根歪斜、鼻背两侧不对称。

（2）鼻根、鼻背部不能采取过量水分离。如果过量水分离，脂肪移植后立体感不强，鼻根、鼻背容易过粗过宽。

（3）脂肪移植时注意均匀，两侧对称移植。

（4）请严格按照低风险回抽无新鲜血液的方法移植，避免造成血管栓塞。

（5）为了提高鼻子脂肪移植的存活率，建议用高硬度脂肪：SVF=1∶1的比例混合，移植雕塑鼻子。

（6）注射脂肪时要注重连贯性，不能上填一下、下填一下，造成塑形困难。用辅助手的食指感知脂肪注射的量、注射区域的硬度、注射区域的平整度。

八、上睑凹陷

（一）范围

上睑凹陷范围如图5-71所示。

（二）填充的意义

（1）填充上睑凹陷，解决眼神憔悴、衰老的问题。

（2）改善眉形。

（3）改善眼凸的问题。

（4）调整双眼皮的形态及双眼皮的宽度。

（5）减轻上睑多重睑以及上睑皮皱褶的问题。

（三）审美设计

站立位或坐位，双眼平视远方，并微微下望，画线标记出最凹陷的区域，在此区域的四周画出需要填充的范围，此范围大约在眉毛下方、双眼皮的上方和眼眶内外侧的上方，如图5-72所示。

如果还需要解决双眼皮形态、大小、多重睑的问题，则要增加一些标记。

（四）进针点

上睑凹陷脂肪移植进针点有眉峰进针点和眉头进针点。

（五）水分离和移植的层次

单纯解决上睑凹陷的问题，水分离和脂肪移植的层次在深层，即在上睑眼轮匝肌下。

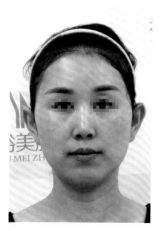

图 5-71　上睑凹陷范围

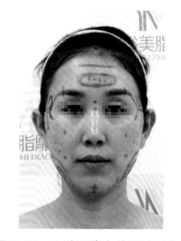

图 5-72　上睑凹陷审美设计画线

用5号导入针进行水分离，采用微量水分离或者适量水分离法。一侧上睑凹陷注射水分离的量为0.2—0.4毫升。

（六）脂肪的选择

选择经过滤、离心或者吸附加工后的中颗粒脂肪移植。初学者建议用静置的中颗粒脂肪移植，熟练后改用经过滤、离心或者吸附加工后的中颗粒脂肪移植。一侧脂肪用量为0.5—1.5毫升。

（七）脂肪移植时的体位

采用平卧位注射移植和坐位观察，平卧位调整，必要时以坐位调整。

（八）雕塑

用5号导入针从眉峰进针点进入，几乎无阻力地到眼轮匝肌下的深层，沿着上睑凹陷的内侧方向进针，并进行微量水分离法水分离。拔出导入针，再次从眉峰进针点进入深层，沿上睑凹陷的方向向眶外侧、眼轮匝肌下的深层进针，行微量水分离法水分离。

用5号导入针行水分离后，即刻加压2—3分钟，使受区注射水分离液均匀，皮肤表面几乎不肿，利于脂肪移植的雕塑。

上睑凹陷建议用9号导入针移植脂肪，不建议用18G或1.2毫米移植针移植脂肪。过粗的管在推注脂肪时成坨的概率较大，术后不美观。

水分离好后，用9号导入针进行脂肪移植。9号导入针套好装有中颗粒脂肪的1.0毫升注射器，从眉峰进针点进入深层水分离的隧道进行脂肪移植。采用深层→深层点状注射手法，单一层次多点状注射脂肪，铺平上睑凹陷的中、内侧。改从眉峰进针点进入眼轮匝肌的深层，按上述注射脂肪的方法，铺平中、外侧上睑凹陷。再次改眉峰进针进入深层，铺平上睑凹陷的最外侧凹陷。

让求美者取坐位，反复观察脂肪注射过渡上睑凹陷的四周，特别是与眉毛和上睑皮肤的过渡，做到刚好充盈（眉毛皮肤向上睑皮肤的自然过渡，不凸和不凹的效果）。

或者让求美者取坐位，反复观察，用辅助手定好要注射的区域，卧位脂肪注射。反复坐位观察、卧位注射脂肪，过渡上睑凹陷的四周，特别是与眉毛和上睑皮肤的过渡，做到刚好充盈的效果。如图5-73A是术前，图5-73B是上睑凹陷脂肪移植术后2年1个月的效果。

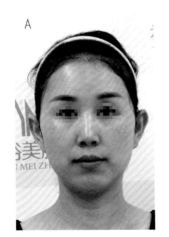
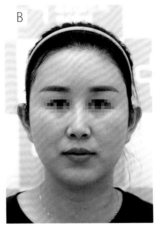

图5-73 上睑凹陷雕塑案例

（九）注意事项

（1）水分离和脂肪移植进针时，运用食指与中指夹持注射器，手掌无支撑握针进针，整个过程感觉应几乎无阻力。进针不能使用暴力，否则易导致出血，从而无法观察做到精准掌握注射脂肪的量，影响术中效果的评估和术后的效果，以及加大手术风险。

（2）水分离尽可能不使用9号导入针，应选用5号导入针。用5号导入针行水分离，有以下好处：①层次定位好，损伤小；②术中水分离液用量少，术中肿胀不明显，利于术中脂肪移植的脂肪用量和术中上睑凹陷填充的预判。

（3）上睑凹陷区水分离时不能采用过量水分离法水分离，过量水分离术中肿胀明显，不利于后续脂肪移植的位置、脂肪用量的判断，术后消肿后容易产生上睑凹陷、填充不足或填充过多、闭眼凹凸不平和闭眼鼓包等问题。

（4）水分离后，尽可能按压2—3分钟，使术后血管收缩，减少血液渗出及术区不肿胀，利于术中脂肪移植位置和用量的把握。

（5）术区脂肪移植时避免注射呈坨块状或线状堆积，脂肪移植时多点、多位置移植，尽可能用9号导入针注射脂肪，不建议采用18G或1.2毫升移植针移植脂肪。用18G或1.2毫升移植针在上睑凹陷区移植脂肪，一次点状注射的量容易不均匀，会时多时少，容易造成脂肪呈坨块状堆积，会产生眼睛肿泡的感觉。另外，用18G或1.2毫升移植针移植脂肪时，不能很好地使上睑皮肤与上睑凹陷区的过渡，而9号导入针能很好地解决上述问题。

（6）在上睑凹陷区皮下不建议运用颗粒脂肪移植，如果在皮下进行颗粒脂肪移植，容易造成上睑肿泡。

（7）术中即刻不建议充盈过渡。如果上睑凹陷术中充盈过渡，术后容易造成上睑肿泡。

九、苹果肌

（一）范围

苹果肌范围如图5-74红色线圈所示。

（二）填充的意义

苹果肌的填充有许多意义，有时候侧重形态上，有时候侧重神态上，每个案例的要求各不相同，归纳有以下意义。

（1）调整面部表情肌群的形态和神态。

（2）提升中面部。

（3）拉长、缩短和拉宽、缩窄中面部。

（4）改善面中部的大小及脸部的大小。

（5）年轻状态的调整。

（6）风格的打造。

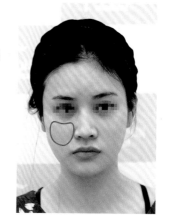

图 5-74　苹果肌范围

（三）审美设计

苹果肌的审美设计比较复杂，既要从面部的轮廓定苹果肌的形态，又要定苹果肌的凸点，又要尽可能符合双凸线的形态等。

苹果肌从形态上可以简单归纳为：1/3苹果形、橄榄形、梨形、心形、半球形、乒乓球形。术中应根据审美设计的形态结果填充。

苹果肌的最凸点即高光点也是多样化的，它与苹果肌的形态息息相关。微笑时，它可以在苹果肌区的外上象限偏内的位置，还可以在中心区，还可以在下象限偏内或下象限的中间期。

确定苹果肌区的最凸点，对于初学者可以采用以下的方式：在术后颧凸的连线与苹果肌中线相交叉点的附近，目测微笑时可能的苹果肌的最美凸点，即为苹果肌的最凸点。

（四）进针点

苹果肌脂肪移植进针点有颧弓进针点和颧弓后进针点。

（五）水分离和移植的层次

水分离的层次为深层或（和）中层。脂肪移植的层次有深层、中层和浅层。

用9号导入针进行水分离。深层、中层均采用微量水分离方法，浅层采用不行水分离方法。一侧水分离液的用量为2.0—3.0毫升。

（六）脂肪的选择

选择经过滤、离心或者吸附加工后的大颗粒脂肪。通常状态下一侧脂肪用量为2.0—5.0毫升。

（七）脂肪移植时的体位

采用平卧位注射移植，坐位观察，平卧位加坐位调整。

（八）脂肪移植雕塑

用9号导入针从颧弓进针点和颧弓后进针点进针，在苹果肌的中层、深层进行水分离，达到止血、收缩血管和止疼的效果即可。

装有脂肪的1.0毫升注射器套上18G或者1.2毫米脂肪移植针，从颧弓进针点和颧弓后进针点进针，在苹果肌的中层、深层脂肪移植。根据术前面部轮廓的构思，决定是否通过苹果肌参与脸型的雕塑，以及注射顺序和注射方法。

1.苹果肌参与脸型雕塑的注射方法

第一步，要重塑苹果肌的外侧轮廓即人为造一转折线，注脂针从颧弓后进针点进针进入深层，再到达将要雕塑的苹果肌外侧轮廓的上端，此处大约在颧弓的前端，采用深层→中层→浅层的点状注射方法注射脂肪，把苹果肌外侧上端向前抬高凸起，到达术前构思的位置。拔出注射脂肪针后退少许，再次从深层→中层→浅层注射脂肪，注射脂肪针穿到第一针造好的转折线上端的稍微下方注射脂肪填充。按术前的构思继续造转折线，注意衔接过渡好第一针和第二针人造转折线的连续性。按上述的操作方法，以此类推，从上到下造好苹果肌转折线。

第二步，根据造好苹果肌外侧轮廓线，从颧弓后进针点进针进入深层，再到达将要雕塑的苹果肌外侧轮廓的上端和已经造好转折线的外侧，采用深层→中层的点状注射方法注射脂肪，抬高此处转折线外侧的区域，使苹果肌与颧弓区自然过渡，连成一体。拔出注射脂肪针后退少许，再次从深层→中层注射脂肪，注射脂肪针穿到第一针稍微下方注射脂肪填充，抬高此处转折线外侧的区域，使苹果肌与面颊区自然过渡。按上述的操作方法，以此类推，从上到下造好苹果肌外侧轮廓。

第三步，从颧弓进针点进入深层，到达苹果肌上部凹陷的区域，采用深层→深层点状注射方法或深层→中层点状注射方法注射脂肪到凹陷区域，使将要雕塑苹果肌的曲面抬高，然后注射脂肪针拐向苹果肌内，过渡苹果肌内上限区域，完全抬高上半部苹果肌的缺失。此步骤处理完后可过渡注射处理泪沟和眶沟。

第四步，从颧弓进针点进入深层，直达苹果肌术前构思的最凸处，采用深层→中层→浅层点状注射方法，把苹果肌最前凸的点雕塑出来（如图5-75左手食指所指的地方即为苹果肌最凸点）。此点初学者定在颧弓崎向前直线延伸与静态下平视瞳孔外侧缘的垂直线，在苹果肌与皮肤表面相交点附近。在造好的苹果肌最前凸点的垂直线上，注射脂肪针向上稍微过渡造出苹果上面的转折线，向下依次造出苹果肌下部的转折线。此注射脂肪方法均采用深层→中层→浅层点状注射方法，进一步缩窄、拉长中面部。最后，采用深层→中层→浅层点状注射方法，过渡衔接苹果肌最前凸处的四周，使苹果肌形态自然美观。

2.苹果肌不参与脸型雕塑的注射方法

第一步，从颧弓进针点进入深层，到达苹果肌上部凹陷的区域，采用深层→深层点状注射方法或深层→中层点状注射方法注射脂肪铺平凹陷区域，使将要雕塑的苹果肌的曲面抬高，完全抬高上半部苹果肌的缺失，然后注射脂肪针拐向苹果肌内，过渡苹果肌内上限区域。此步骤处理完后可过渡注射处理泪沟和眶沟。

第二步，从颧弓进针点进入深层，直达苹果肌术前构思的最凸处，采用深层→中层→浅层点状注射方法注射脂肪，把苹果肌最前凸的点雕塑出来。

苹果肌下半部的处理，只需处理颊沟即可，从颧弓进针点进针，从深层→中层→浅层少许注射脂肪即可，不强求完美。

坐位观察两侧苹果肌大小、形状是否一致，苹果肌凸点是否一致，苹果肌是否有美感，平卧位调整或坐位调整。

苹果肌脂肪移植微微充盈过渡效果比较好。如图5-76A是术前，图5-76B是苹果肌脂肪移植术后3年的效果。

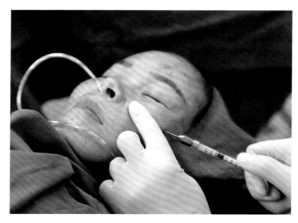

图 5-75　苹果肌最凸点

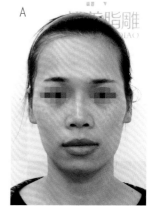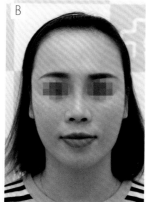

图 5-76　苹果肌脂肪移植案例

（九）注意事项

（1）水分离和脂肪移植时，采用低风险握针、进针操作方法。

（2）中层、深层水分离不能用过量水分离。过量水分离法容易造成抬高度不足和雕塑形态不佳。

（3）脂肪移植不能过量，过量容易爆满，使得脸部显胖或臃肿。应适度或稍微过量注射。

（4）中层、深层脂肪移植时，不能坨块状堆积注射。苹果肌四周要避免皮下浅层移植，否则容易造成面部表情动作时，产生凹凸不平、僵硬等现象。

（5）注射重塑苹果肌时，注射的顺序最好按以上具体步骤顺序进行，否则苹果肌术后很难有好的形态。

（6）注射脂肪时要注重连贯性，不能上填一下、下填一下，造成塑形困难。用辅助手的食指感知脂肪注射的量、注射区域的硬度、注射区域的平整度。

十、鼻基底

（一）范围

鼻基底范围如图5-77红色线圈所示。

（二）填充的意义

（1）改善唇凸的问题。

（2）调整苹果肌的形状。

（3）使面中部凸起，舒展面中部。

（三）审美设计

在法令纹上1/2段画一条线，另外在法令纹1/2交界处画一水平线，两线围起的是鼻基底要填充的主要区域。必要时把鼻小柱下、上唇上部的凹陷也标记出来，再把法令纹的下1/2的线标记出来（如图5-78所示）。

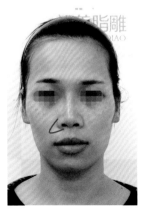
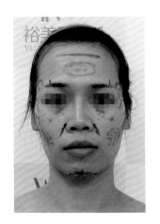

图 5-77　鼻基底范围　　　图 5-78　鼻基底的审美设计画线

（四）进针点

鼻基底脂肪移植的进针点有颧弓进针点。

（五）水分离和脂肪移植的层次

水分离和脂肪移植的层次有皮下浅层、中层和骨膜上深层。

（六）水分离

用9号导入针套上装有水分离液的1.0毫升注射器，食指和中指夹持注射器，从颧弓进针点进针，在深层几乎无阻力滑动，从苹果肌的深层进入到鼻基底深层，点状推注一滴水分离液，回抽无新鲜血液后进行水分离。

中层水分离和浅层水分离，与上述操作流程相同。

采用适量水分离法水分离，一侧鼻基底注射水分离的量为1.0—1.5毫升。

（七）脂肪的选择

选择经过滤、离心或者吸附加工后的大颗粒脂肪移植。一侧脂肪的移植量为2.0—3.0毫升。

（八）移植时的体位

采用平卧位注射脂肪移植，平卧位观察、评估、调整。

（九）脂肪移植雕塑

装满大颗粒脂肪的1.0毫升注射器套上18G或1.2毫升的一次针。先注射深层，采用深层→深层点状注射方法注射脂肪。后注射浅层，采用深层→中层→浅层点状注射方法注射脂肪。如果抬高度仍不够，再加注射中层。

十一、颧弓

（一）范围

颧弓区范围如图5-79红色线圈所示。

（二）填充的意义

（1）调整面部轮廓两侧不对称。

（2）调整青春线重构面部轮廓。

（3）视错觉的综合应用，拉长、缩短脸型，拉宽或者缩窄脸型。

（4）解决颧弓区宽大的问题。

（5）淡化颧弓的凸起外扩。

（三）审美设计

立位双眼平视，先标记出颧弓进针点和颧弓后进针点，把此两点连成一线，在此线周边标记出颧弓区的范围，也可以不标记（如图5-80红线所示）。

（四）进针点

颧弓区脂肪移植进针点有颧弓进针点和颧弓后进针点。

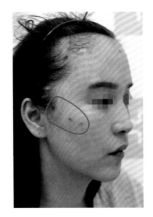
图 5-79 颧弓区范围

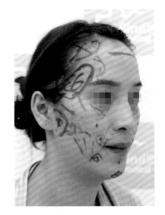
图 5-80 颧弓区审美设计画线

（五）水分离和脂肪移植的层次

水分离和移植的层次选择在表浅肌肉腱膜系统（SMAS）层表面。

（六）水分离

用9号导入针套上装满水分离液的1.0毫升注射器，从颧弓进针点进针，以很小的阻力进到颧弓后进针点区域，在深层放射状水分离。从颧弓后进针点进针，在深层滑动到颧弓进针点的区域及颧弓进针点前面区域，进行水分离。一侧水分离液大约用量1.0毫升。采用适量水分离法行水分离。

（七）脂肪的选择

选择经过滤、离心或者吸附加工后的大颗粒脂肪移植。如果是颧弓进针点的前端区域注射脂肪移植，缩小面部，一侧脂肪用量为1.0—3.0毫升；如果是颧弓后进针点的区域注射脂肪移植，加宽面部，一侧脂肪用量为1.0—3.0毫升。

（八）移植时的体位

采用平卧位注射移植，坐位观察，平卧位或坐位调整。

（九）脂肪移植雕塑

用18G或者1.2毫升脂肪移植针套上装有脂肪颗粒的1.0毫升注射器，从颧弓进针点进针，深层进入到颧弓后进针点区域，采用深层→深层点状注射方法注射脂肪，放射状后退点状推注脂肪，平铺颧弓后进针点区域，并过渡好与颧弓区的衔接。

从颧弓后进针点进针，深层进入到颧弓进针点前面区域，采用深层→深层点状注射方法注射脂肪，放射状后退点状推注脂肪，向前向外抬高此区域，并过渡好与颧弓区的衔接。如图5-81A是术前，图5-81B是颧弓填充术后3年的效果。

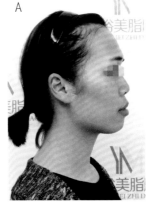
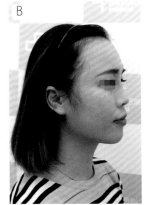
图 5-81 颧弓脂肪移植雕塑案例

（十）注意事项

（1）颧弓区移植不能用过量水分离法，过量水分离会使雕塑造型难。也不能用不行水分离法，不行水分离法容易造成凹凸不平。

（2）颧弓区脂肪移植不建议在浅层移植，浅层移植容易造成凹凸不平。

（3）注射脂肪时要注重连贯性，不能上填一下、下填一下，造成塑形困难。用辅助手的食指感知脂肪注射的量、注射区域的硬度、注射区域的平整度。

十二、颧弓下凹陷（美人沟）

（一）范围

颧弓下凹陷范围如图5-82红色线圈所示。

（二）填充的意义

（1）调整两侧脸型不对称。

（2）调整青春线重构面部轮廓。

（3）视错觉现象的综合应用，可以调整脸的长度和宽度。

（4）使脸部正面轮廓饱满。

（5）淡化颧弓的凸起外扩。

（三）审美设计

根据求美者脸型审美设计，需要填充美人沟的饱满度，在美人沟最需要填充的最凹陷处，画一实线或实线小圆圈，而需要少量填充的最凹处，画一虚线或虚线小圆圈。在上述标志线的周围，用虚线再画出需要填充的范围（如图5-83所示）。

（四）进针点

颧弓下凹陷脂肪移植进针点有颧弓进针点和颧弓后进针点。

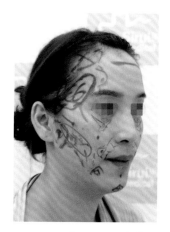

图 5-82　颧弓下凹陷范围

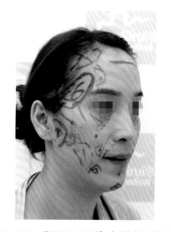

图 5-83　颧弓下凹陷审美设计画线

（五）水分离和脂肪移植的层次

水分离的层次为SMAS层表面。脂肪移植的区域先深层移植，最凹陷处加用浅层移植。

（六）水分离

深层采用适量水分离法，浅层采用微量水分离法。一侧水分离液用量约为1.0毫升。

（七）脂肪的选择

选择经过滤、离心或者吸附加工后的大颗粒脂肪和中颗粒脂肪移植。

（八）移植时的体位

采用平卧位注射移植，坐位观察，平卧位或坐位调整。

（九）脂肪移植雕塑

第一步，用9号导入针套上装有水分离液的1.0毫升注射器，从颧弓后进针点进针，到达深层，放射状水分离耳前区的美人沟区域。拔出9号导入针，再从颧弓后进针点进入深层，放射状水分离面中段和前段的美人沟区域。最后改从颧弓进针点进入浅层，水分离浅层最凹陷的区域。

第二步，水分离后，用18G或1.2毫升移植针套上装有脂肪的1.0毫升注射器，从颧弓后进针点进入深层，在画线的最凹陷处，采用深层→深层点状注射方法注射脂肪，退针点状移植脂肪抬高面中段和前段整个美人沟。从颧弓进针点进入深层，在画线的最凹陷处，采用深层→深层点状注射方法注射脂肪，退针点状移植脂肪抬高面后段整个美人沟。

第三步，从颧弓后进针点进入深层，从深层→浅层进针，采用深层→中层→浅层点状注射方法注射脂肪，抬高面中段和前段美人沟最凹陷处。从颧弓进针点进入深层，从深层到浅层进针，采用深层→中层→浅层点状注射方法注射脂肪，抬高面后段美人沟最凹陷处。

第四步，反复从颧弓后进针点和颧弓进针点进针，深层或浅层点状注射脂肪，过渡美人沟四周相连的各亚单位。如图5-84A术前，图5-84B术后当天效果；图5-84C术前，图5-84D术后3年效果。

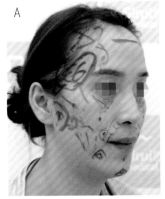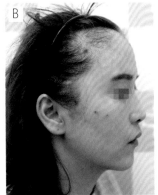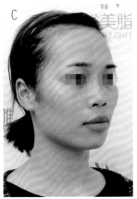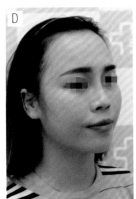

图 5-84　颧弓下凹陷脂肪移植雕塑案例

（十）注意事项

（1）美人沟深层水分离不能采用微量水分离法。此法容易在移植雕塑过程中，让求美者疼痛感明显，体验感不好。

（2）深层水分离不建议采用过量水分离法。此法雕塑时，脂肪移植的量不好预估且塑形不理想。

（3）经验不足者在美人沟浅层脂肪移植时，不宜采用大颗粒脂肪移植，容易造成术后凹凸不平。

（4）浅层不能不行水分离。如果不行水分离，术后容易出现凹凸不平；如果适度、微过量水分离，脂肪注射后容易出现肿泡感。

（5）注射脂肪时要注重连贯性，不能上填一下、下填一下，造成塑形困难。用辅助手的食指感知脂肪注射的量、注射区域的硬度、注射区域的平整度。

十三、耳前区

（一）范围

耳前区范围的图5-85红色线圈所示。

（二）填充的意义

（1）使面部柔和。

（2）调整青春线重构面部轮廓。

（3）使面部变大或者视错觉的综合应用纠正长脸变短。

（4）淡化下颌角的棱角。

（5）淡化颧弓的凸起外扩。

（三）审美设计

站位或坐位，双眼平视正前方，从颧弓外扩凸出的下方，标记出颧弓下凹陷后，在颧弓下凹陷画线的区域，向下、向后延伸过渡到耳屏前和下颌角，如图5-86红色实线所示区域。

（四）进针点

耳前区脂肪移植进针点有颧弓进针点和颧弓后进针点。

（五）水分离和移植的层次

水分离和脂肪的层次在SMAS层上方的深层。

（六）水分离

运用9号导入针进行水分离，采用微量水分离法。一侧注射水分离液的量为1.0—1.5毫升。

（七）脂肪的选择

选择经过滤、离心或者吸附加工后的大颗粒脂肪或者中颗粒脂肪移植。脂肪用量为2.0—5.0毫升。

（八）移植时的体位

采用平卧位注射移植，坐位观察和坐位调整。

（九）脂肪移植雕塑

用18G或者1.2毫升脂肪移植针套好装有脂肪的1.0毫升注射器，从颧弓后进针点进入受区的深层。脂肪移植的顺序是先从耳屏前下方往上后退到耳屏前上方，采用深层→深层点状注射方法注射脂肪，以颧弓后进针点为中心放射状移植。而后从颧弓进针点进针到达受区的深层，并以此为中心点，采用深层→深层点状注射方法，从上往下放射状移植脂肪，进针移植采用平铺放射状移植过渡好耳前区的四周。如图5-86A是术前，图5-86B是术后。

（十）注意事项

（1）不建议用不行水分离法，容易造成表面凹凸不平。也不建议用过量水分离法，容易造成塑形困难和术后预估不准。

（2）不建议在皮下浅层脂肪移植，容易造成表面凹凸不平。

（3）注射脂肪时要注重连贯性，不能上填一下、下填一下，造成塑形困难。用辅助手的食指感知脂肪注射的量、注射区域的硬度、注射区域的平整度。

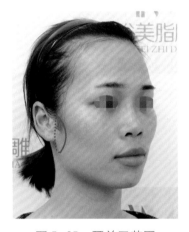

图 5-85　耳前区范围

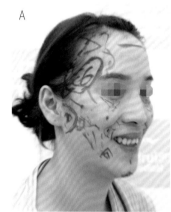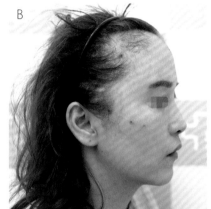

图 5-86　耳前区脂肪移植雕塑案例

十四、下颏

（一）雕塑的意义

（1）拉长面部的实际长度。

（2）拉长面部的视觉长度或者缩短面部的视觉长度。

（3）拉宽面部的视觉宽度或者缩窄面部的视觉宽度。

（4）使面部柔和。

（5）调整青春线重构面部轮廓。

（6）调整下颏的宽度，既能变大也能变小。

（7）可以辅助调整神态。

（二）审美设计

1.以拉长面部长度和缩窄面部宽度为主的设计方案

从正面观，在眉间正中点与鼻尖连线，向下延伸于下颏区画一垂直线，沿着下颏下缘画一条横向曲线。转到求美者侧面，按将要雕塑的少女线，向前延伸于下颏区处，画一水平线。在两条横线之间的垂直线内选择一个点，画一水平线，此点为构思后向下延长的最低点，是面部轮廓构思中下延长度的参照点。此相交叉的点即为术前构思的轮廓线的最低点。此交叉点与构思中的下面部轮廓线的最低点重合。此交叉点必须在术前下颏最低点之下。

转到求美者侧面，按将要雕塑少女线在下颏部的缺失范围，画出将要雕塑的在下颏区的最低点，反复正面、侧面观察，画线圈出下颏要向下延伸区域，使圈出的区域在脂肪填充后能很好地与下颌缘过渡衔接。

2.以缩短面部长度和拉宽面部宽度为主的设计方案

从正面观，在眉间正中点与鼻尖连线，向下延伸于下颏区画一垂直线。转到求美者侧面，预估最佳点与垂直线交叉，画一水平面线。此交叉点必须在术前下颏最低点之上。

（三）进针点

选择颏窝进针点和左右下颌缘进针点。

（四）水分离

如果下颏雕塑以向前翘为主，运用9号导入针进行水分离，皮下层采用不行水分离法，骨膜上深层采用适量水分离法。如果下颏雕塑以向下延长为主，运用9号导入针进行水分离，皮下层采用微量水分离法，骨膜上深层采用适量水分离法。注射水分离液的量为1.0—2.0毫升。

（五）脂肪的选择

选择经过滤、离心或者吸附加工后的大颗粒脂肪或者中颗粒脂肪移植。为了提高下颏处脂肪移植的存活率，可选择用高硬度脂：SVF=1∶1的比例混合。脂肪用量为2.0—6.0毫升。

（六）水分离和脂肪移植的层次

在皮下层和骨膜上深层。

（七）移植时的体位

采用平卧位注射移植，坐位观察和平卧位调整。

（八）脂肪移植雕塑

1.以拉长面部长度和缩窄面部宽度为主的设计方案

用18G或者1.2毫升脂肪移植针套好装有脂肪的1.0毫升注射器，从颏窝进针点进入受区的深层，直达术前构思中的最低点处。采用深层→中层点状注射方法注射脂肪，必要时也可以采用深层→中层→浅层点状注射方法注射脂肪，后抬高下颏，并延长下面部到恰当的位置上。其次以此为中心，继续脂肪填充抬高四周，雕塑出一曲面，使此曲面与两侧下颌缘及上下两面自然过渡，并与两侧轮廓自然过渡。

转到求美者侧面，从左右两侧下颌缘进针点直达预估最美的、前凸上翘的点处。采用深层→深层和深层→中层点状注射方法注射脂肪，整体抬高下颏区的翘度。最后采用深层→中层→浅层点状注射方法注射脂肪，抬高皮下向前凸的翘度，并做好四周的过渡。

2.以缩短面部长度和拉宽面部宽度为主的设计方案

转到求美者侧面，从左右两侧下颌缘进针点直达预估最佳点处。采用深层→深层和深层→中层点状注射方法注射脂肪，整体抬高下颏区的翘度。最后采用深层→中层→浅层点状注射方法注射脂肪，抬高皮下向前凸的翘度，并做好四周的过渡。

（九）注意事项

（1）如果下颏雕塑以向前翘为主，皮下层不能采用微量水分离、适量水分离、微过量水分离和过量水分离法。运用以上水分离点的塑形欠佳，甚至出现肿泡感，不真实。

（2）如果下颏雕塑以向下延长为主，皮下层不能采用不行水分离法。运用不行水分离法术后容易出现凹凸不平。

（3）如果下颏雕塑以向下延长为主，皮下层不能采用适量水分离、微过量水分离和过量水分离法。运用以上水分离的塑形欠佳，甚至出现肿泡感，不真实。

（4）由于此处存活率偏低，为了术后的效果，应选择过度脂肪填充。

（5）下颏的雕塑主要是为面部整体雕塑服务的，不仅仅是下颏单纯的雕塑。

（6）注射脂肪时要注重连贯性，不能上填一下、下填一下，造成塑形困难。用辅助手的食指感知脂肪注射的量、注射区域的硬度、注射区域的平整度。

十五、关于临摹的顺序

对于脂肪移植的初学者，临摹是一个很好的练习方法。先临摹掌握各种技术技巧，并提升自身的美学，才能更好地创作。

社会活动中，人与人的沟通主要是正面与正面的沟通。因此大多数人都比较在乎自身正面的协调美，因此我们的练习都是从正面开始。大多数人对于鹅蛋脸比较认可，脂肪移植填充建议从鹅蛋脸的脸型开始临摹，即从鹅蛋脸的正面轮廓线入手进行临摹。待熟练掌握鹅蛋脸的正面轮廓线雕塑后，再学习其他脸型的正面轮廓线雕塑。

在雕塑鹅蛋脸正面轮廓线中，从上到下先雕塑好额颞衔接区→颞区→眉间区→眉上凹陷→额头→苹果肌→下颏，是满意度较高的脂肪移植简易方法。

十六、面部脂肪移植术中效果评估与调整

术中效果的评估主要分为形态上的评估、神态上的评估和韵态上的评估。在此我们先介绍形态上的评估。

形态上的评估是指术中求美者完全清醒后，求美者起身坐在手术台上，挺胸平视正前方，在尽可能放松的状态下，术者立于求美者正前方，观察求美者面部雕塑的形态（有时加拍照观察效果更好）。

主要观察：

①整体观雕塑的脸型（即整个轮廓线线条）是否雕塑到位，线条感是否到位。

②对称性。包括正面观、两侧轮廓线是否对称，两侧额颞衔接区是否对称，两侧颞区是否对称，两侧颧弓区是否对称，两侧苹果肌形状是否相近，苹果肌的高光点是否相对称，面颊两侧是否对称，下颏是否居中。

③侧面观额部凸线是否合适，下颏的翘度是否合适，是否符合双凸线的美。

④各亚单位脂肪移植的量是否合适以及各亚单位是否自然流畅的过渡。

医疗美容艺术

面部轮廓雕塑

第六章 面部雕塑吸脂

第一节　面部雕塑吸脂的方法概述

面部雕塑吸脂的目的不是多什么减什么，而是用其来改善。

（1）雕塑面部的线条，特别是轮廓线和少女线，用来改善面部的轮廓。单独应用面部雕塑吸脂技术或（和）面部脂肪移植技术，雕塑求美者想要的脸型。

（2）调整怪异等消极负面的神态。

（3）综合应用视错觉现象，拉长和缩窄面部、提升中下面部达到使面部精神、年轻和漂亮的美学目的。

（4）改善面部肥胖、面部臃肿、面部宽大、面部两侧不协调、大小脸等问题。

一、沟通

面部雕塑吸脂恢复期比较长。年轻人水肿消退，出效果在1.5—2.5个月。中年人（指40岁以上人士）以及某些特殊面部皮肤弹性欠佳人士（比如水肿脸，皮肤早衰等），术后水肿消退并出效果在3—4个月及以上，有些甚至更长，可达1年以上。求美者术后恢复期问题比较多，术后跟踪服务的安抚工作必须于术前或术后即刻进行，先提前告知术后的转归，对于建立求美者对医生手术质量和效果的认可和信任非常重要。

一般要告知求美者以下内容：

（1）由于个人体质以及年龄的原因，术后水肿消退出效果会因人而异，绝大多数人的恢复期在1.5—4个月之间，有些甚至更长，可达1年以上。

（2）由于大部分的人两侧脸的不对称性，吸脂的面积和吸脂的量，以及吸脂的两侧高低不在同一水平线上，术后会明显加重两侧脸的不对称或术后脸更大、更方和更下垂，这些都是暂时的现象。

（3）由于面部雕塑吸脂主要是修饰去除面部轮廓多余的地方，在大部分情况下，单独面部雕塑吸脂很难有一个很好的美容效果。它不像面部脂肪移植那样效果立竿见影，很多时候面部雕塑吸脂要和面部脂肪移植一起来操作，效果才会更好。这个情况也非常重要，术前或术后即刻与求美者说明，避免术后不必要的纠纷。

二、照相

面部雕塑吸脂照相的目的，主要是为了更好地观察和分析脸型。由于双眼的视觉是立体的，不容易观测到脸型两侧的变化，比如大小脸、高低脸、两侧不对称等，为更好地服务术前审美设计，术前照相并观察研究非常重要。具体照相要求见上述照相篇章。

三、审美设计

面部雕塑吸脂与面部脂肪移植的目的一样，也是围绕术后想要雕塑成的面部轮廓（即形态）来设计，同时满足抗衰提升的设计理念和解决面部肥胖、臃肿（即神态）的问题。在具体详述之前，我们先了解面部脂肪吸脂要参考的美学指标。

1.青春线

青春线的意义在于构造面部的轮廓，两侧青春线的线条决定了面部的脸型，特别是正面部脸型。脂肪雕塑面部青春线投影构成的轮廓线有三种方法：

（1）脂肪移植雕塑。

（2）面部吸脂雕塑。

（3）脂肪移植加面部吸脂雕塑。

而面部雕塑吸脂雕塑轮廓线决定脸型，主要通过颧弓外扩区、耳前区、面颊部、下颌缘线（即少女线）和耳下区吸脂决定。

2.面中部S曲线

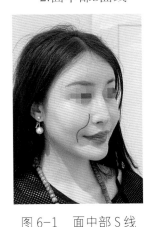

面中部S曲线，如图6-1红线所示。

面中部S线条的走向决定着正面部苹果肌的造型，苹果肌不同的造型，又决定着面中部的表情。

面部雕塑吸脂雕塑S线的线条有三种方式：

（1）脂肪移植雕塑S线。

（2）面部吸脂雕塑S型。

（3）脂肪移植加面部雕塑吸脂雕塑S线。

而面部雕塑吸脂雕塑S线决定苹果肌的形状，主要通过高颧骨区域吸

图6-1　面中部S线　　脂和苹果肌下极区域吸脂来完成。如果苹果肌再造则行苹果肌整体雕塑吸脂。笔者认为法令纹嵴区的吸脂对苹果肌的塑形效果有限。

3.少女线

少女线，如图6-2红线所示。它是下颌缘在体表的投影。

少女线是面部和颈部的分界线，它决定着面部侧面的清晰度，也决定了面部侧脸的长度和宽度。

少女线不清或消失，面部和颈部连为一体，即面颈一体，会使面部视觉上变长、变宽、下垂、臃肿、肥胖，颈部变短。

　　少女线清晰，面部和颈部界限清晰，面部和颈部的比例相对会协调。少女线过度清晰，面部会显得消瘦。

　　面部雕塑吸脂雕塑少女线有三种方法：

　　（1）脂肪移植方法。

　　（2）面部雕塑吸脂雕塑方法。

　　（3）脂肪移植加面部雕塑吸脂雕塑方法。

　　少女线的审美设计是根据青春线投影构成正面轮廓线构成的脸型，来审美设计与之能搭配的少女线。因而先定轮廓线后定少女线。

　　而面部雕塑吸脂雕塑少女线决定面部侧脸的形状，它主要通过面部吸脂耳前区、耳垂下后区、颏下颈部和下颌缘下吸脂来完成雕塑。

　　4.颏颈夹角

　　颏颈夹角，如图6-3红线所示。

　　颏颈夹角的临床意义在于凸出下颏在侧面的长度、翘度和面颈比例的大小。夹角越大，下颏的长度越短。翘度越大，面颈大小的比例越小。夹角越小，下颏的长度越长。翘度越小，面颈大小的比例也越大。

　　面部雕塑吸脂雕塑颏颈夹角的方法有三种：

　　（1）脂肪移植雕塑。

　　（2）面部吸脂雕塑。

　　（3）脂肪移植加面部吸脂雕塑。

　　面部吸脂雕刻颏颈夹角主要通过颏下颈部的吸脂来完成。

　　5.颈颌夹角

　　颈颌夹角有两个夹角，一个在面颊下，另一个在耳垂下，即面颊下颈颌夹角和耳垂下颈颌夹角。如图6-4红线所示。

　　颈颌夹角是少女线雕塑的延伸，颈颌夹角的雕塑决定了面部侧脸的长度和宽度，同时也决定着面部与颈部大小的比例。

　　颈颌夹角的消失或者不清，面部侧脸长而宽，面部与颈部大小的比例值偏小，反之亦然。

　　面部雕塑吸脂颈颌夹角主要通过面颊下颈部吸脂和耳垂下吸脂来完成。

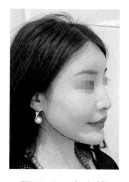 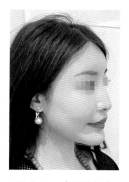 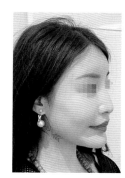

图 6-2　少女线　　　　图 6-3　颏颈夹角　　　图 6-4　颈颌夹角

四、面部雕塑吸脂的审美设计方法

首先，从正面轮廓线开始，预估术后两侧青春线的线条，把两侧青春线投影构成的轮廓线外侧多余的软组织区域标记出来，如颧弓外扩区、耳前区、面颊区、下颌角区、耳垂下区。用画线笔画出连续或间断的青春线，再根据视错觉的美学要求，圈出将要吸脂部位余下的画线区域。

其次，在标记出正面青春线投影构成的轮廓线线条后，再根据预估术后少女线的线条，标记出面颊区、少女线区、耳垂下区、颌下颈颌夹角区、颏颈夹角区等将要吸脂的部位。如图6-5A为构思的术后轮廓线，图6-5B、C红色线圈是将要吸脂的部位。

最后，根据苹果肌的S曲线，标记出高颧骨区和苹果肌区将要吸脂的部位。

以上具体的审美设计详见各亚单位雕塑吸脂章节。

把面部各亚单位单纯地吸薄吸小不是面部雕塑吸脂的目的，根据面部形态将要打造的轮廓形态而吸除多余的脂肪才是面部雕塑吸脂的目的，并在此基础上消除肥胖、臃肿、下垂等现象。

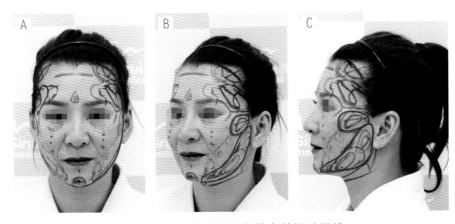

图 6-5　面部雕塑吸脂的审美设计画线

五、面部雕塑吸脂进针点的选择

面部雕塑吸脂进针点（如图6-6所示）。

1.颧弓进针点

指构思中的前青春线与颧弓嵴的连线交叉的点，有时候也可以设计在正面观时颧弓最外扩的最凸点上（如图6-6中的a点所示）。

颧弓进针点适用于高颧骨区的吸脂和苹果肌重塑时苹果肌外侧的吸脂。

2.鬓区进针点

指在颧弓嵴连线上、鬓角内的一个进针点（如图6-6中的b点所示）。此进针点吸脂区域包括颧弓区、耳前区和苹果肌外侧区。

临床上用于雕塑前青春线投影构成的轮廓线和苹果肌的轮廓。

3.耳垂后进针点

指在耳垂下后方的一个进针点如图6-6中的c点所示。此进针点吸脂的区域包括耳前区、面颊区、耳下颈部区域和下颌角下颈部区域。

临床上用于上述区域的吸脂雕塑和塑造正面轮廓线和少女线。

4.下颌角进针点

指在下颌角缘处的进针点如图6-6中的d点所示。此点雕塑区域：面颊、嘴角嵴、颈部、耳下区。

临床上常用于上述区域的吸脂雕塑和塑造正面轮廓线和少女线。

5.苹果肌下极进针点

指苹果肌下极的垂直线与下颌缘交叉偏下一点的点，此点为一隐蔽的点。如图6-6中的e点所示。

临床上用于苹果肌下半部的吸脂雕塑。

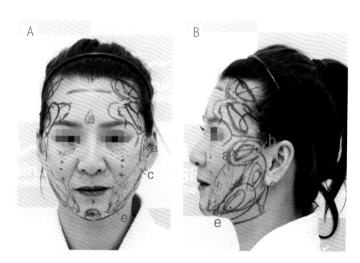

A.正面，B.侧面。

图6-6 面部雕塑吸脂进针点

六、消毒

常规面部消毒铺孔巾。头发可以不用消毒。

七、吸脂器械

1.注射肿胀液器械

①5号（如图6-7所示）、6号单孔注水针。②9号单孔注水针（如图6-8所示）。③1.0毫升注射器。④2.5毫升注射器。

2.面部吸脂器械

①1.8毫米或2.0毫米口径的单孔吸脂针。②1.8毫米或2.0毫米口径的三孔品字吸脂针。③1.8毫米或2.0毫米口径的三孔一排的吸脂针。④2.0毫升注射器与10.0毫升注射器。

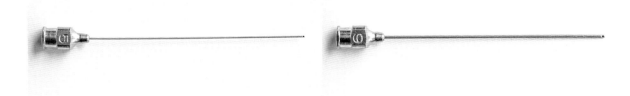

图 6-7　5号单孔注水针　　　　　　　　　　图 6-8　9号单孔注水针

3.注射针

①5号或6号单孔注射针。主要用于吸脂区范围比较小的肿胀麻醉。用此针更容易精准注射，比如高颧骨区的吸脂。偶尔也会用于求美者不接受全身麻醉时，开始几针的肿胀注射可减少疼痛感。

②9号单孔注射针。主要用于面部较大面积的肿胀麻醉，用此针套上装有肿胀液的1.0毫升注射器，手感好，能很好地感知9号单孔注射针的针头处在哪个层次，更好地使脂肪膨胀，吸脂时容易吸出脂肪，而且减少并发症发生。

③1.0毫米口径多孔注射针。主要用于面部较大面值的吸脂部位和9号单孔注射针定好注射吸脂的层次后的补液。缩短工作时间，开始时不建议用于脂肪层次的定位，用此针套上装有肿胀液的2.5毫升注射器，手感好，不建议用更大型号的注射器。

4.吸脂注射器

①1.8毫米或2.0毫米口径单孔吸脂针。

主要用于面部吸脂半球形的雕空吸脂，比如苹果肌下极区域的吸脂。还应用于初学者面部吸脂。优点是容易定位吸脂针吸口的方向，保持吸口向下和吸口向下稍微偏两侧，不建议吸脂口为水平面。这样的操作可以很好保护皮肤浅层脂肪的抽吸，减少凹凸不平、过薄等并发症。缺点是费时，吸脂时抽取脂肪的效力较低，不能很好地吸脂均匀且很难做到尽可能薄的、有弹性的皮肤，效果有所打折。

②1.8毫米或2.0毫米口径三孔品字吸脂针。

主要用于初学者有些经验后，能在操作中注意到吸脂的层次，控制和掌握吸脂的范围，术后皮肤厚薄的掌握并减少并发症后，为提高工作效率，可改用此针。

③1.8毫米或2.0毫米口径三孔三排吸脂针。

主要用于吸脂比较有经验者，应用于较大部位的面部吸脂，优点是出脂率高且快速，术后面部比较平整。不建议初学者使用。

八、麻醉

面部吸脂肿胀液的配方：

2支10毫升0.9%氯化钠注射液+1支2% 5毫升利多卡因+8滴肾上腺素。

面部雕塑吸脂的麻醉方式有全身麻醉和局部麻醉，为了减轻求美者的疼痛感和恐惧感，建议采用丙泊酚先全身麻醉，后局部肿胀麻醉，待局部麻醉完成后停用丙泊酚。

为了提高求美者的体验感，同时利于术中的调整和校正，不同的手术方式，麻醉的顺序会有所不同。

1.单纯的面部雕塑吸脂的麻醉

首先丙泊酚全身麻醉止疼，其次可用8号或者9号导入器从进针点进针，进入深层及SMAS层的表面，针头稍微指向SMAS层，进行深层局部肿胀麻醉，放射状进针均匀注射肿胀液。水分离隔开定位的效果会更好，这样吸出的脂肪才会较多，才能保证雕塑的效果。

对水分离定位处理后的脂肪层内进行补量，注射肿胀液直至充分胀起。

关于补充多少肿胀液，笔者认为稍微过量比较合适。以下以面颊部为例。

补充不足。表现为皮肤血色明显可见，辅助手拇指和食指捏得起吸脂区，感觉到两指间脂肪偏硬、弹性强，会吸不出脂肪和出血较多。

超过量。表现为皮肤苍白、血色消失，肿胀明显，辅助手的拇指和食指很难捏起吸脂区软组织，脂肪很容易吸取，但也容易吸到浅层脂肪致术后皮肤凹凸不平、皮下粘连、皮肤色泽改变和弹性变差，感觉皮肤松弛下垂。

稍微过量。表现为皮肤稍变白，但皮肤血色仍然可见，用辅助手拇指和食指仍可捏起，感觉脂肪比较松软，脂肪弹性比较差，这样能很好避免以上所述并发症的发生，同时能很好地按照术前的设计，将要雕塑的形状，吸哪个区域脂肪稍多些，吸哪个区域脂肪稍少些，做到心中有数，对术后轮廓的预估，也能很好地发现术后即刻的并发症并予以处理。

最后停用丙泊酚，使求美者苏醒，在此过程中同时进行吸脂操作。

2.面部脂肪加减法同时操作的麻醉。

（1）首先使用丙泊酚全身麻醉止痛。

（2）其次对眶上神经、眶下神经、颏孔神经进行神经阻滞麻醉。

（3）面部脂肪移植区，局部水分离并麻醉。

（4）面部雕塑吸脂区深层水分离分层定位处理，局部麻醉，使脂肪层尽可能多地与SMAS层分离，并止痛。

（5）最后停用丙泊酚全身麻醉，使求美者苏醒。

（6）待面部脂肪填充完成后，在面部雕塑吸脂前，补充注射肿胀液。脂肪加减法同时操作的面部吸脂部位，不建议使用非常过量的肿胀麻醉，也不建议在面部脂肪填充完成前补充注射肿胀液。

九、面部雕塑吸脂

1.面部吸脂的握针手法

面部吸脂的握针手法（如图6-9所示）。食指和拇指紧握套有吸指针的注射器，小指和无名指轻轻握住注射器的针芯，并轻轻抽出针心，用尽可能低的负压，来回抽取脂肪。

注意：小指和无名指不能用力握紧注射器的针芯并用力抽取针芯，以免产生过大的负压。

2.面部吸脂的负压值

吸脂针套上不同的注射器，负压值的标注是不同的。具体为：套上2.5毫升注射器抽起的有效空气负压值不超过0.1毫升；套上10.0毫升注射器抽起的有效空气负压值不超过0.3毫升。如图6-10所示。

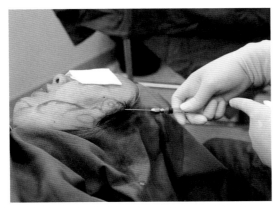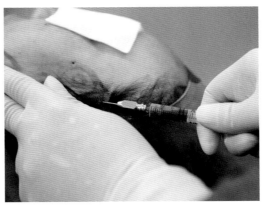

图 6-9　面部吸脂的握针手法　　　　图 6-10　面部吸脂的负压值

这样的面部吸脂的负压值，术中出血、凹凸不平等的并发症会减少，雕塑吸脂的形状比较好把控。

3.面部雕塑吸脂的顺序

面部雕塑吸脂的顺序指的是：①单部位吸脂的顺序，即先深面再到浅面的吸脂。②面部的各部位吸脂顺序，为了保证画线的清晰，右手吸脂者，右面部吸脂按从上到下的顺序吸脂，左面部吸脂按从下到上的顺序吸脂；左手吸脂者反之。③面部脂肪加减法同时操作时先填充，后吸脂。

十、面部雕塑吸脂常用的几种雕空形态

1.平行雕空形态

平行雕空形态如图6-11所示，左图两红线内的脂肪为吸脂区术中将要吸除的形态，右图为吸脂术后的形态。

吸脂手法：从进针点进针，进入脂肪的深层，极低负压下放射状均匀吸脂，从深面脂肪开始，不断重复放射状进针吸脂，整体一气呵成，把深面脂肪吸除。不建议先吸完一部分后再吸另一部分，否则容易造成表面厚薄不一。

在吸除深面的脂肪时，辅助手的手掌始终轻轻放在吸脂区的皮肤表面，感知吸脂针始终在深层，辅助手不能用力按压皮肤。

另外，为了更好地吸除SMAS层表面的深面脂肪，还可以采用吸脂针进入深层的远端，抽吸脂肪时，以进针点为支点，整个吸脂针按压在SMAS层的表面，吸除SMAS层表面的脂肪。

最后，吸除浅面的脂肪，浅面的吸脂方法也是不断重复放射状进针，在极低负压下均匀吸脂，此时辅助手的手掌稍微均匀用力压迫吸脂区的皮肤，使浅面的脂肪与吸脂针较好的接触，使吸脂区的脂肪内无空气腔，有利于吸脂针产生负压，并吸除浅面脂肪，并控制吸脂针不能过浅和感知吸脂后的皮肤余下的厚度。

建议用1.8毫米或2.0毫米口径的三孔三排吸脂针抽吸脂肪，这样出脂比较均匀且平整。初学者要注意控制并发症，建议用单孔吸脂针，待熟练后改用三孔吸脂针。

平面雕空形态吸脂常用于耳前区和下颌角区的吸脂。

2.斜面雕塑形态

斜面雕塑形态如图6-12所示，左图两红线内为吸脂区术中将要吸除的形态，右图为吸脂术后的形态。

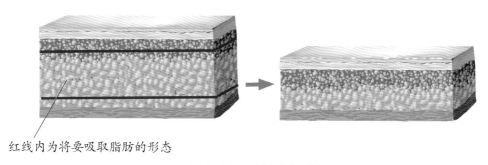

红线内为将要吸取脂肪的形态

图6-11　平行雕空形态

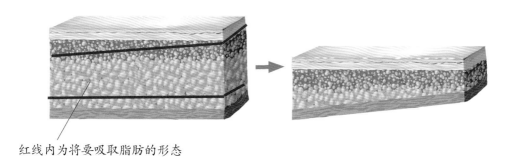

红线内为将要吸取脂肪的形态

图6-12　斜面雕塑形态

吸脂手法：从进针点进入脂肪的深面，先按照平行雕空形态的深层手法，把深面多余的脂肪吸除，而后吸浅面的脂肪。浅面的吸脂方法也是不断重复放射状进针，在极低负压下均匀地吸脂。此时辅助手的手掌稍微均匀用力压迫吸脂区的皮肤，要使斜面雕塑形态保留得最薄处脂肪雕塑出来，吸脂针在此处来回抽吸的次数稍微多些。如果要保留较厚处脂肪，吸脂针在此处来回抽吸的次数就要稍微少些，从而雕塑出斜面形态。

建议用1.8毫米或2.0毫米口径三孔三排吸脂针抽吸脂肪。初学者要注意控制并发症，建议用单孔吸脂针，待熟练后改用三孔吸脂针。

此方法常用于面颊吸脂时与下颌缘（即少女线）处的过渡。

3.半橄榄球镂空形态

半橄榄球雕空形态（如图6-13所示）为受区术中将要吸除脂肪形态。目的就是把隆起的吸脂区域压平，比如颧弓区吸脂。

吸脂手法：从进针点进入脂肪的深面，先按照平行雕空形态的深面吸脂手法，把深面部分多余的脂肪吸除。而后用辅助手的食指轻轻按压吸脂区的最凸处，吸脂针不断地吸除最凸处脂肪并向四周过渡打磨，同时把深面脂肪吸除和尽可能多的最凸处脂肪吸除。注意，最凸处要保存有一层非常薄的脂肪，如果此处脂肪全部被吸除会形成疤痕粘连，术后会出现凹陷。半橄榄球雕空形态吸脂后，吸脂区的最凸处消失，术后会变为一个平面。

建议用1.8毫米或2.0毫米口径三孔三排吸脂针抽吸脂肪。初学者要注意控制并发症，建议用单孔吸脂针，待熟练后改用三孔吸脂针。

此方法常用于颧弓外扩处、高颧骨区和少女线等的吸脂。

4.半球形雕空形态

半球形雕空形态（如图6-14所示）为受区将要吸除脂肪形态。

吸脂手法：从进针点进针，进入吸脂区的深面，用单孔吸脂针或者三孔品字针把深面的脂肪吸除，最凸出处深面脂肪多吸，圈内周围少吸，圈外过渡即可。不用辅助手按压吸脂区。

此方法常用于苹果肌下极区的吸脂。

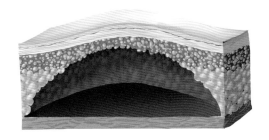

图6-13　半橄榄球镂空形态

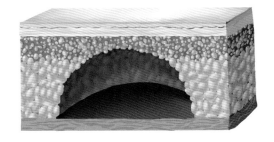

图6-14　半球形雕空形态

5.不规则雕塑形态

不规则雕塑形态是由于面部脂肪分布的不规则形态，隆起凸出的形态不规则，为了雕塑出术前设计的结果，而把多余的脂肪去除的吸脂形态。因个体形状的不同，去除的脂肪形态各异。

建议用1.8毫米或2.0毫升口径三孔三排吸脂针。

此方法常用于颏下颈区、下颌缘下颌区等的吸脂。

6.内半柱形雕空形态

内半柱形雕空形态（如图6-15所示）为将要吸除的脂肪形态。

吸脂手法：从进针点进入脂肪的深面，先吸取深面脂肪。手法参照平行雕空形态的深面吸脂手法，先把大部分深面脂肪吸除，然后再吸除浅面脂肪，并用辅助手按压吸脂区的中间地方，从而达到类半柱形雕空形态的吸脂。

建议用1.8毫米或2.0毫米口径三孔三排吸脂针。

此方法常用于下颌缘下颈部脂肪的吸脂。

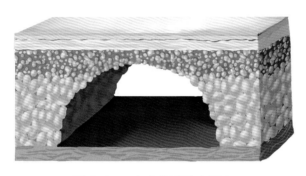

图 6-15　内半柱形雕空形态

十一、术后护理

（1）针眼用2块无菌小方纱保护，胶布固定。

（2）吸脂区贴肉色胶布加压固定和保护吸脂区，单部位小范围固定24小时，多部位大范围固定48小时。

（3）术后是否戴弹力面罩。如果是单纯的面部吸脂，可以戴弹力面罩；如果是面部吸脂和面部脂肪移植一起操作，第1—3天不建议戴弹力面罩，第4天后为了方便工作和减轻水肿，晚上睡觉时可以戴弹力面罩，白天可以不用戴。

（4）从笔者十几年来对面部吸脂术后的观察，是否戴弹力面罩以及长时间（如2个月以上）戴弹力面罩，对术后塑形没有帮助，它与只贴24—48小时肉色胶布的面部吸脂求美者效果无差异性。面部吸脂的最终塑形效果是由操作医生手术完成、吸脂操作停止那一时刻决定的。

第二节　面部雕塑吸脂的注意事项

一、面部雕塑吸脂并发症

（一）出血

面部吸脂术中及术后出血都不会很多，但是术中不注意吸脂操作细节，仍然会造成出血比较多的现象。

（1）面部吸脂部位肿胀液注射不好，从而引起术中吸脂出血。

常见原因有：

①注射肿胀液时没有先做好在脂肪深面与SMAS层的分层定位处理，肿胀液直接在面部脂肪内放射状注射，这样可能使部分近SMAS层的脂肪内没有充分注射到肿胀液。吸脂时由于吸的脂肪不够多，从而加大负压吸脂和暴力吸脂的可能，造成出血较多。

处理方法：做好吸脂区SMAS层表面上的水分离定位处理。

②SMAS层表面没有做好分层定位处理。

第一种情况是选择比较粗的注水针（直径＞1.2毫米）进行分层定位操作，由于注水针相对于面部将要吸脂的部位太粗，即使在SMAS层表面进针，SMAS层的表面仍然有相对较厚的一层脂肪没有被注水针注射到脂肪，从而造成分层定位不精准，分层定位处理的位置较偏，在补充注射肿胀液时，还有许多深面的脂肪没有充分被注射到肿胀液。吸脂时由于吸的脂肪不够多，从而加大负压吸脂和可能暴力吸脂，造成出血较多。

处理方法：选用较细的注水针进行SMAS层表面上的脂肪分层定位处理。

第二种情况是选择了比较细的注水针，但是用多孔的注水针进行SMAS层表面上的脂肪分层定位处理。因为多孔注水针进入到SMAS层表面之上时，在相当多的时候，我们很难做到每时每刻都使注水针与SMAS层表面相平行，当注射肿胀液时，造成脂肪层的深面、SMAS层表面的脂肪分层定位不精准，相当部分的脂肪深面没有注射到肿胀液，在补充注射肿胀液时，仍然还有许多深面的脂肪没有充分被注射到肿胀液。吸脂时由于吸的脂肪不够多，从而加大负压吸脂和暴力吸脂的可能，造成出血较多。

处理方法：选用较细的单孔注水针进行SMAS层表面上的脂肪分层定位处理。比如用7号、8号水分离针，最大可选用9号水分离针进行脂肪分层定位处理。

（2）盲视下只靠触觉来定解剖的层次不熟练。注水针和吸脂针进入SMAS层或者SMAS层之下深层，造成捅破血管出血。常见于初学者。

处理方法：对于初学者，要用圆头9号水分离针慢慢进入，并感知脂肪层的层次感。多练多体验，就会越来越熟悉。

（3）操作动作粗暴，负压过大。比如取2.5毫升注射器手法吸脂，负压大于1.0毫升以上的空气负压；取10.0毫升注射器手法吸脂，负压大于2.5毫升以上的空气负压。容易造成较大血管破裂出血。

处理方法：要轻柔、极低负压下吸脂。

面部吸脂出血多常见于面颊部吸脂和中后段下颌缘下颈部吸脂。如果术中出血较多，应立即停止此次面部吸脂操作。如果术后出血较多，戴弹力头颈面罩加压包扎，并给予止血输液处理。

（二）皮肤凹凸不平和皮肤粘连

皮肤凹凸不平和皮肤粘连的主要原因是面部吸脂术中最靠近皮肤的皮下脂肪被吸除。只要最靠近皮肤的脂肪被吸除，即使SMAS层表面的脂肪不吸除也同样会造成术后皮肤凹凸不平。

如果术中仍然不注意，面部吸脂进一步会吸到皮肤真皮下层，表现为此时吸脂吸不出脂肪颗粒而吸出很多鲜红的血液，同时血液中混有絮状偏白色、沉于注射器之下的物质（如果是脂肪，会浮于注射器内血液之上），术后造成皮肤粘连。

引起最靠近皮肤的脂肪被吸除和皮肤真皮下层被吸除，主要由以下的操作行为造成。

（1）面部脂肪注射肿胀液时注水针进针过浅。操作时看见针尖或针穿过皮肤产生了凹陷痕迹。吸脂肪时吸脂针很容易、轻柔的、非暴力的情况下，进入注射肿胀液时造好形成的"隧道"，进入皮下表浅层进行吸脂操作，从而引起并发症。这是初学时最容易造成吸脂术后面部皮肤凹凸不平和皮肤粘连的吸脂操作。

（2）超过量注射肿胀液。面部脂肪超过量注射肿胀液，面部脂肪的全层，包括近皮肤的皮下脂肪到SMAS表面之上的脂肪都被软化，当面部吸脂时吸脂很容易进到近皮下脂肪的浅面。在超过量注射肿胀液后，由于注水针都进入所有的层次并造好了"隧道"，所有的脂肪全部被软化，吸脂针容易进入较深的层次吸脂，也很容易进入近皮肤的皮下较浅脂肪层次进行面部吸脂，即使在极低负压下吸脂，也很容易吸除近皮肤的皮下较浅脂肪，从而造成皮肤凹凸不平。

如果术中不注意长时间地在近皮肤的皮下较浅脂肪吸脂，即使在极低负压下吸脂，或者大负压下吸脂，很容易吸除近皮肤的皮下较浅脂肪，同时从皮肤到SMAS表面之上的全部脂肪和较深的脂肪被吸除，造成皮肤与肌肉粘连。

（3）暴力及超大负压下吸脂。容易吸除面部皮肤到SMAS表面之上的全层脂肪，同时也会损伤真皮和肌肉，造成皮肤凹凸不平和皮肤粘连。

常见部位：颧弓区、面颊区、颈部。

预防和处理方法：

①皮肤凹凸不平和皮肤粘连重在预防。首先是严格按照脂肪分层定位处理下进行肿胀液的注射，近皮肤的皮下的薄薄一层脂肪不要被注水针注射，肿胀液注射稍微过量，不能超过量，做到最近皮肤的皮下的薄层脂肪硬度比它以下的脂肪硬度明显偏硬，在轻柔、极低负压下吸脂，从而预防最近皮肤的皮下脂肪被吸除。

②术中要及时发现，术后要进行常规检查。辅助手的拇指和食指捏起所有的面部吸脂范围，如果皮肤厚度合适而且有弹性是理想的吸脂效果。如果皮肤薄且无弹性，说明术后出现并发症是大概率事件，立即用吸出静置脂肪回填。具体方法是：用1.0毫升注射器盛好脂肪套上18G注脂针（建议此时最好用9号水分离针）注射填充于皮下的结缔组织中，不建议填充于SMAS表面，术中相对固定稳定，术后几乎不会出现凹凸不平和粘连的并发症。

③如果术后发现皮肤凹凸不平和皮肤粘连，建议剥离并进行脂肪移植。

（三）水肿愈合慢

面部吸脂后水肿愈合慢的情况时有发生。多见于部分中老年人和所有水肿脸型求美者（水肿脸型在临床上表现为面部浮肿，面部虚胖，皮肤比较晦暗，用食指和拇指捏起，皮肤较厚不紧实、弹性差）。

水肿愈合慢临床表现为术后1个月面部吸脂区仍然水肿明显，触诊可触摸到明显的硬性水肿肿块，术后恢复期较长，长达半年以上，有些甚至长达1年以上。

出现面部水肿愈合延期的原因有：

①求美者体质原因。

②部分求美者术中吸脂出血较多，术后渗血多，水肿愈合延期。

处理方法：

①术后1个月如果水肿明显，消退缓慢，可用曲安奈德0.2毫升+2％利多卡因0.8毫升，一侧注射于水肿硬块内0.5—1.0毫升，促进水肿消退，必要时第2个月再次注射一次。在注射曲安奈德时，不能注射于皮下过浅的层次，容易造成术后皮肤凹凸不平。

②在整个恢复期，要做好心理安慰，强调水肿会消退，给求美者信心，减少不必要的纠纷。

（四）结节

表现为术后半年后不消的凸出表面皮肤或者不凸出表面皮肤，触及移动、边界清晰、质地很硬、无压痛的小结节。可能是由于面部吸脂术后出血引起的小血肿或者钙化引起的结节。

处理方法：如果不影响术后整体效果不用处理。如果凸出明显影响整体效果，可以直接用12号针戳破挤出或用内窥镜取出。

（五）面部吸脂术后面部衰老下垂或者原有面部下垂加重

常见于苹果肌下极吸脂术后和面颊吸脂术后，偶尔也见于耳前区和下颌角区吸脂。

面部吸脂术后面部衰老下垂有些是假性的，有些是真性的。假性衰老下垂的求美者常见于面部皮肤比较紧实的求美者，而真性衰老下垂的不论是面部皮肤紧实或者皮肤松弛的求美者都常见。

造成面部松弛、衰老下垂的原因如下。

1.审美设计不当

①没有遵循面部吸脂手术是为了构建面部轮廓的指导思想进行审美设计，设计上只是单纯把吸脂的部分吸薄。比如面部肥胖的求美者，审美设计时只设计在面颊和耳前区吸脂，没有设计口角外侧或（和）下苹果肌极吸脂，造成术后正面部真性下垂加重。

②很多时候面部吸脂应与脂肪移植一起进行，就不会造成面部下垂加重。只设计了面部吸脂，造成术后真性下垂。比如，面部正面、侧面面颊区肿大、轻度下垂、皮肤松弛、伴有下颌角咀嚼区皮肤松弛下垂求美者，按审美设计只单纯进行了面颊吸脂，而没有进行下颌缘的再造，且没有填充下颏衔接区或（和）咀嚼区，或者做了以上填充而没有进行下颌缘下颈部吸脂，面部视觉上松弛下垂加重，造成比术前更衰老的形态。

③相当多的中老年人，由于自然衰老，皮肤厚薄不均、皮肤松弛和下垂，设计上没有纠正皮肤厚薄不均，致面部吸脂术后皮肤厚薄更明显，皮肤弹性更差，术后皮肤明显松弛或（和）下垂加重。

处理方法：加强审美设计的练习。

2.操作不当

面部吸脂操作不当包括：

①注射肿胀液不当，脂肪深面分层定位处理不当。由于肿胀液注射不当，层次感杂乱，很容

易造成术后皮肤厚薄不均，或者加重面部松弛或（和）真性下垂。

②面部吸脂时操作不当。

a.主要是没有按术前设计将要吸空的形态去吸脂，而吸脂均是按吸薄的思想去操作，术后出现皮肤松弛或（和）下垂。比如面颊区没有按术前的半个橄榄球形态吸空，而按照平行吸空形态吸脂，原有下垂形态没有解决，而吸脂后皮肤弹性减弱，致使面部下垂。

b.面部吸脂时，靠近皮肤的皮下脂肪吸除过多，造成皮肤凹凸不平和皮肤弹性变差，导致皮肤松弛衰老。比如苹果肌、耳前区、面颊等的吸脂使皮肤过薄，致术后皮肤松弛或（和）下垂。

c.由于面部吸脂时害怕损伤到神经造成严重并发症，某些部位不敢吸脂。比如面神经下颌支折向上时的面颊区，不敢吸得太多而吸不到位，导致面部吸脂术后面部下垂明显。

③关于假性下垂：由于面部肥胖或（和）面部轮廓不美，术前没有松弛下垂或轻度下垂，行下面部吸脂时，由于术后恢复期水肿，造成假性下垂。这些是暂时性的下垂，水肿消退后下垂会消失。术前必须与求美者沟通清楚，以免引起不必要的纠纷。

④关于面部吸脂术后包扎护理改善问题：面部吸脂术后引起的真性、假性下垂与术后是否要包扎、包扎的时间长短没有关系。包扎能在恢复期减轻水肿，方便第二天醒来不至于水肿明显，影响出门。如果要戴头罩，只建议晚上睡觉时戴。包扎无塑形作用，对术后的最终效果无太大影响。

（六）面神经受损

面神经受损常见于下颌支，表现为口角歪斜，张口更明显，术后完毕出现。

面神经受损的原因是术中吸脂针吸脂时损伤了面神经。如果术后4个小时内缓解，可判断为术中局部麻醉引起，这种情况不用处理。如果术后8小时后症状没有改善，可以肯定是术中损伤了面神经。

面神经受损的处理方法是以预防为主：①熟悉面神经解剖，吸脂时，单孔吸脂针在面神经可能受损区域，吸脂针的开口与吸脂平面成45度至平行的范围内，避免吸脂开口与面神经接触，吸脂时用极低负压下吸脂。②在面神经容易受损的区域，用1.2毫米或18G的注脂针替代吸脂针吸脂，由于吸脂针的开口相对锐利，而注脂针的开口相对圆钝，在极低负压下、轻柔地用注脂针吸脂，面神经受损的概率非常低。

治疗方法：如果发现是术中吸脂操作引起面神经受损，一经确诊，予以口服甲钴胺，每次一片0.5毫克，1天3次。7天后开始针灸治疗，至治愈为止。绝大部分求美者在1个月内治愈，偶有2个月治愈。7天后如果受损区域水肿明显，给予0.1毫升曲安奈德+2%利多卡因0.4毫升于受损区深层注射，缓解水肿和改善微循环。

二、面部雕塑吸脂常见问题

（一）面部吸脂量不够或者吸不出脂肪

面部吸脂吸不出脂肪，往往常见于初学者。而对于不是初学者，常见于吸脂量不足。这种吸不足或者吸不出脂，常见于皮下脂肪相对比较薄的情况，为改善面部轮廓必须吸脂，临床上常见于颧弓区、面颊区、耳前区的吸脂。

面部吸脂量不足或者吸不出脂量的原因，一般是由于肿胀液注射不当引起，常见原因如下。

（1）面部脂肪层较薄，选择注水针相对较细，注水针没有扎进脂肪层内，而是扎进脂肪层下或SMAS层表面的结缔组织层内，没有使脂肪层有效软化而无法吸除脂肪。

防治方法：根据不同部位相应选择5号、6号、7号、8号、9号单孔的注水针，从小到大，或者先只用较小的注水针进针注水，尽可能使脂肪软化，而后改用9号或1.2毫米注水针注射肿胀液，最后用1.8毫米吸脂针在极低负压下轻柔吸脂。

（2）面部脂肪层较薄，选择的注水针较粗，比如1.2毫米多孔注水针，注水针进入到脂肪层之下，或者进入了脂肪层，注水时小部分脂肪得到软化，再次进针时，很难再进入相连的脂肪层，造成脂肪软化不充分。肿胀液注射时造的隧道不均匀，难做到脂肪层全覆盖软化，当用较粗的吸脂针吸脂时，很难吸除脂肪。

防治方法：同（1）的防治。

（3）面部脂肪层较厚，注射肿胀液时虽然选择了合适的注水针，但脂肪深面分层定位仍不佳，脂肪层软化不均（可能是脂肪深面的脂肪全部或者大部分软化不足），造成吸脂困难。

防治方法：熟练掌握脂肪深面分层定位处理后肿胀液的补量注射。

（4）某些特殊求美者的脂肪层，要特殊处理。比如某些皮肤较厚，皮下脂肪较多、皮下结缔组织也比较多的求美者，触诊可见食指和拇指捏起皮肤很厚、弹性非常好、质地偏硬。按平时的注射肿胀液方法，都比较难吸足将要吸除的脂肪量。

防治方法：具体问题具体分析。①如果是上述情况，先用9号注水针对脂肪深面分层定位处理，再补充肿胀液的量。用1.8毫米吸脂针常规吸除深面脂肪，最后用激光光纤设备或射频设备消融，使脂肪层进一步变薄。②上述情况也可先用9号注水针对脂肪深面分层定位处理，再用6号或7号注水针在皮下脂肪浅面及中面先少许均匀补充肿胀液，待脂肪浅面、中面和深面都被少许肿胀液浸润后，再用9号或1.2毫米注水针均匀充分补充肿胀液。正常吸除深、中面脂肪，最后少许吸除浅面脂肪。③如果是高颧骨区要吸脂，采用5号、6号注水针分层定位处理和肿胀液的补充。1.2毫米注脂针在极低负压下、轻柔吸脂。

（5）注射肿胀液的量不足。

（6）如果是局部麻醉下操作，选用平常体雕时的肿胀液配方，利多卡因浓度偏低，止痛效果不佳，无法进行吸脂操作。

防治方法：肿胀液改为水分离液，进行局部麻醉止痛和分层定位处理，肿胀液注射补量。

（二）面部吸脂肿胀液注射量

面部吸脂时注射肿胀液的量，是要超过量、微过量还是不足量注射肿胀液，哪种方法更佳呢？

超过量注射肿胀液法的衡量方法：肿胀液用量非常大，皮肤隆起很明显，注水区皮肤苍白无血色，表皮张力非常大，开口溢有大量的肿胀液，其周边相衔接的各亚单位分界不清，食指和拇指很难捏起皮下软组织。

微过量注射肿胀液法的衡量方法：肿胀液用量相对较大，皮肤隆起很明显，注水区皮肤微白可见有血色，表皮张力稍大，开口没有或者有少量的肿胀液溢出，其周边相衔接各亚单位分界可以分辨出来，食指和拇指可捏起皮下软组织，弹性很大。

不足量注射肿胀液法的衡量方法：肿胀液用量很少，皮肤隆起不是很明显，注水区皮肤无苍白、可见有血色，表皮张力小，开口没有肿胀液溢出，其周边相衔接的各亚单位分界清晰，食指和拇指可捏起皮下软组织，弹性非常大。

笔者认为，要从两方面来衡量。

第一是安全。即并发症发生概率低、可控制。

第二是能够精准雕塑术前构思方案效果的最佳操作方法，即术中可控、精准雕塑的操作。术者根据求美者情况进行术前审美设计，做好构思方案，术中操作中能精准和高质量完成。

（1）首先，从并发症安全角度看。①出血。超过量注射肿胀液的方法，吸脂时出血发生最少，微过量次之，不足注射肿胀液注射方法最多，但三者都难出现严重出血并发症。②皮肤凹凸不平或者粘连方面。超过量注射肿胀液方法，往往皮下浅面的脂肪被软化，微过量和不足注射肿胀液皮下浅面脂肪没有被软化或者软化不充分，当面部在极低负压下轻柔吸脂时，超过量注射肿胀液法皮下浅面脂肪容易被吸掉，而微过量、不足量注射肿胀液法的皮下脂肪不易被吸掉。从而对于术后皮肤出现凹凸不平、粘连，超过量注射肿胀液法比微过量、不足量注射肿胀液法的概率高。皮肤凹凸不平、粘连是术后纠纷较多的并发症。

（2）从术中操作可控、精准雕塑效果衡量。面部吸脂不是凸哪里吸哪里，把吸脂区脂肪吸薄不是雕塑的最终目的。首先是能根据术前构思将要雕塑的形状精准雕空吸脂区，吸脂区四周的过渡吸脂可控、视觉下可观察，并且吸脂区要有效吸薄。①面部吸脂时能吸薄的方法中，超过量和微过量注射肿胀液法都是比较好的方法，而不足量注射肿胀液法很难做到。②根据术前构思将要雕空形态来吸脂，只有微过量注射肿胀液法能很好做到可控、可观察、精准雕塑吸脂，超过量和不足过量注射肿胀液法无法做到可控、可观察地精准雕塑吸脂。

综上所述，面部雕塑吸脂，能可控、可观察地精准雕塑，且并发症控制较好较安全的方法，最佳选择为微过量注射肿胀液方法。

（三）面部吸脂量过多

面部吸脂量过多是相对于将要吸脂区术后的效果来比较的。同一个人相同亚单位（比如面颊区）两侧脂肪容量相等，但两侧采取不同的肿胀液注射法（比如一侧超过量注射肿胀，另一侧不足量注射肿胀液），注射肿胀液后吸脂区脂肪团的容积是不一样的，吸出脂肪容积也是不相等的。超过量注射肿胀液法下吸出的脂肪容积＞微过量注射肿胀液法下吸出的脂肪容积＞不足量注射肿胀液法下吸出的脂肪容积。因而吸出脂肪静置后的容积多与少不是衡量面部吸脂量过多的标准。

面部吸脂量过多的衡量方法是术后愈合后发现被吸多了，表现为皮肤松弛、下垂、弹性变差和质地变差等。

临床上常见于：肿胀液超过量下的面部吸脂，往往皮下脂肪浅面、中面和深面都被吸空。

防治方法：①熟练掌握脂肪分层定位处理技能，术中采用微过量注射肿胀法注射肿胀液。②术后吸脂完毕要检查皮下浅面是否被误吸，如果被误吸，立即回填。

（四）面部吸脂术后大小脸、两边不对称

面部吸脂术后大小脸、两边不对称的问题是求美者反映比较多的问题。常见原因如下。

（1）许多求美者术前多少都有大小脸、两边脸不对称，明显或不明显，求美者平常没有留意到。

（2）由于术前两边脸不完全对称，术前审美设计面部吸脂的部位范围大小、上下位置的不对称，面部吸脂术后恢复期的过程中，吸脂较多的部位水肿程度会比吸脂较少的另一侧脸水肿程度严重得多，造成两侧脸更加的不对称。或者上下位置水肿不对称引起的两侧脸不对称更明显，求美者很容易看出来。

处理方法：①术前审美设计时养成看术前照片的习惯。术前照片观察，可以观察到平时不容易观察到的两侧脸不对称问题。在术前画线时告知求美者存在两侧脸不对称问题，面部吸脂只能部分改善，很难完全纠正，从而减少术后纠纷。②由于脸的两侧不完全对称，面部吸脂的部位两侧也不对称，吸脂的量两侧也不一样，应该告知求美者术后恢复期脸的两侧不对称可能会更明显，恢复后不对称会得到部分改善，从而减少纠纷。

第三节　面部各亚单位雕塑吸脂的要点

一、颧弓外扩或（和）颧弓宽大

颧弓外扩和颧弓宽大是两个不同的概念。颧弓外扩是指从正面观时，颧弓区将要设计的轮廓线向外凸出；或者没有凸出要设计的轮廓线，但由于颞区和颧弓下凹陷太向内，相对的颧弓向外扩展（如图6-16）。面部雕塑吸脂要解决颧弓外扩，是相对于要设计的轮廓线向外凸出的颧弓外扩；面部填充解决颧弓外扩，主要是通过颞区和颧弓下凹陷的填充从视觉上解决。

颧弓宽大是指侧面观时，颧弓宽度明显比正常人的颧弓宽度大（如图6-17）。此类颧弓宽大，要通过面部雕塑吸脂和脂肪移植才能很好地解决。

颧弓外扩和颧弓宽大在同一个人的身上可能同时出现，也可能独立出现。

（一）颧弓外扩和颧弓宽大的吸脂目的

在面部雕塑形态上，颧弓外扩和颧弓宽大的吸脂目的有：①调整面部的实际最宽度和相对最宽度（即视觉宽度）缩窄，使面部宽度与长度视觉比例符合或接近将要雕塑的面部脸型的宽长比例。②颧弓吸脂同时和脂肪移植一起运用，不仅能使面部绝对宽度和相对宽度变窄，还能使面部十字架模型中的横线上移，进一步调整面部最宽的宽度。

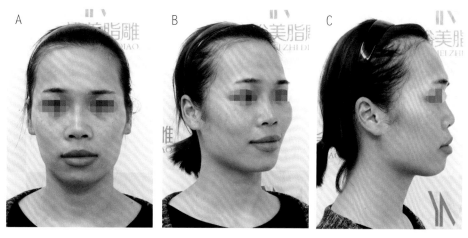

A. 正面，B.45 度侧面，C.90 度侧面

图 6-16 颧弓外扩

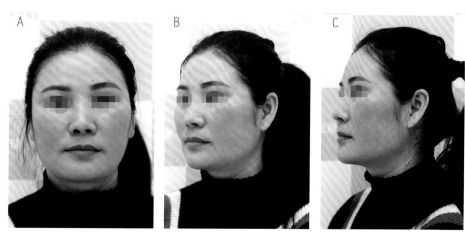

A. 正面，B.45 度侧面，C.90 度侧面

图 6-17 颧弓宽大

（二）颧弓外扩或（和）颧弓宽大吸脂的审美设计

颧弓外扩或（和）颧弓宽大的审美设计，它不是主观认为外扩或宽大，简单地把它内收或缩小，而是从形态设计的目的来说是为轮廓线的形状而设计的。正面轮廓线的形态决定了正面脸部的轮廓，这是设计的目的。

求美者立位，侧面观，沿着颧弓的走向，在颧弓最凸出的嵴上画一条直线，此线最前端为颧弓最凸点进针点（如图6-18A红线所示）。转为求美者正面观，按术中要设计的轮廓线，从颧弓前端画一实线，把要吸除脂肪颧弓前端的区域标记出来（如图6-18B红线所示为术前构思中术后正面观最宽处，术后颧弓最外凸点相对于术前颧弓最外凸点向前移位，此线与正面观前青春线相吻合，在术前构思中此前青春线的投影构成了术后正面的轮廓线）。然后再从侧面观，在颧弓区标记圈出要吸脂的区域（如图6-18C、D红线所示）。最后在所圈区域内圈出颧弓最凸出的区域，大小如小指头腹部大小（如图6-18E、F红线所示），并标出进针点。

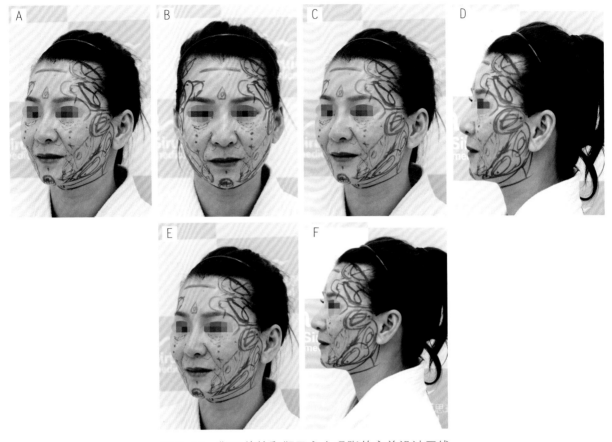

图6-18 颧弓外扩和颧弓宽大吸脂的审美设计画线

（三）进针点的选择

颧弓外扩和颧弓宽大面部雕塑吸脂的进针点选择颧弓后端的进针点。

具体操作是：用含有肾上腺素的2%利多卡因在进针点注射少许利多卡因，用12号针头扎破皮肤，造进针点。

这样做的优点有：用9号注水针很好地进入进针点并进行肿胀麻醉。同时用眼科剪稍微扩大一下，使1.8毫米的吸脂针也很容易进入吸脂。术后无需缝针，护理方便。术后针眼愈合快，很少并发症，几乎看不见疤痕。

（四）肿胀麻醉

用套有2.5毫升注射器的9号注水针，从进针点到达脂肪的面层（即SMAS层表面）进行肿胀液放射状注射，尽可能把脂肪层与SMAS层分离出来，做好分层定位处理。然后再用2.0—3.0毫升肿胀液放射状多点多渠道进行脂肪层内补量并进行肿胀麻醉。肿胀液注射后皮下很浅的脂肪硬度比它下面浅面和深面的脂肪硬度大，抽吸时脂肪很浅的脂肪层会受到保护，不容易被抽除掉，从而保护皮肤不容易出现凹凸不平的现象（此肿胀注射的方法可用于体表任何吸脂区术中、术后皮肤凹凸不平的预防）。一侧肿胀液用量3.0—4.0毫升。肿胀注射有利于术中吸脂雕塑，方便术中观察和术后评估，术中肿胀液注射于将要吸除的脂肪层内，越均匀，效果越好，而且肿胀注射完成即可进行面部雕塑，不用等待肿胀液自动扩散再吸脂，缩短操作时间。

（五）颧弓外扩、颧弓宽大雕塑吸脂

用套有2.5毫升注射器的吸脂针，从颧弓后端进针点进针，进入深层，按半橄榄球雕塑形态进行雕塑吸脂，先吸距进针点远端的深面脂肪，后修饰距进针点近端的深面脂肪，并轻柔过渡四周，最后术中辅助手的食指指腹按压中心画线的最凸出处，不能过度按压，轻柔吸除最凸区域。颧弓吸脂区术后，由术前凸出的曲面形态变成术后的平面形态。并注意感知此处不能吸得太薄，否则会造成术后凹凸不平、微笑时凹陷征，引起不必要的纠纷。

大部分时候，此处吸出的静置脂肪量在1.5毫升以上，术后颧弓外扩的改善是非常明显的。如图6-19A。

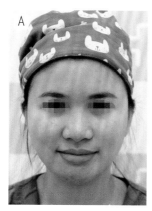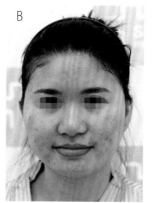

A. 颧弓吸脂术后，B. 颧弓吸脂术前。

图6-19　颧弓吸脂案例

此处雕塑吸脂建议用1.8毫米口径三孔品字或三孔三排吸脂针。初学者要注意控制并发症，建议用单孔吸脂针，待熟练后改用三孔吸脂针。

对于初学者，选择套有2.5毫升注射器1.8毫米单孔吸脂针，先开口朝向SMAS层，从进针点远端开始吸脂，吸除深面脂肪，而后开口向两侧成角30—45度交替吸脂，吸皮面的深面脂肪，同时保护皮面浅面的脂肪不被吸除。负压控制在0.1—0.2毫米空气泡，脂肪针每次从进针点远端拉回进针点处时，要均匀用力，不能全拉回到进针点处，拉回距进针点处约1厘米。注意不能一点一点或一节一节地吸脂，容易造成吸脂不均匀。

（六）吸脂的标准评估

术后外扩消失，此处由原来的凸起、高低不平变成术后平坦。深面吸脂时求美者感到有疼痛感，说明深面脂肪吸除完成。小圆圈内皮肤尽可能薄，但不能过薄，此时皮肤弹性尚佳，没有凹陷不平现象，用手指按此处皮肤时可很快恢复原形。

（七）注意事项

（1）颧弓区吸脂表面上是由于过于宽大而吸脂，其实是为了面部最终的轮廓服务的，因此把颧弓区都吸薄这个理念是不正确的。

（2）颧弓吸脂审美设计上，如果把苹果肌与颧弓区相交处，即颧弓最前端的软组织过度吸除，正面观立体感减弱，视觉上达不到缩窄中面部，反而加宽了中面部。因此，审美设计上吸脂只在颧弓区的中、后端，前端只是过渡。当苹果肌过大需要再造时，颧弓区的前端才需要吸除。

（3）颧弓区吸脂不建议过度注射肿胀液。如果过度注射肿胀液，术中很难预判哪个区域应该多吸点脂肪，哪个区域的脂肪应该保留下来而少吸点，很难按照术前半橄榄球雕塑形态进行精准吸脂。

（4）做面部脂肪深面分层定位处理时，9号注水针的开口朝向SMAS层，脂肪深面SMAS层表面的脂肪软化效率最高，这样脂肪深层被吸除最彻底，效果最好。

（5）不能在真皮层下进针补量，真皮层下进针表现为：注水时见有注水针的针头或（和）皮下见有注水针管的痕迹，辅助手在注水时可以触碰到注水针。如果在真皮层下注水补量，术后会出现凹凸不平的概率是非常高的。

（6）吸脂时要控制在极低负压下操作，先吸深面，动作要轻柔，来回摆动不能快，要慢慢地吸。

（7）如果发现用手指按此处皮肤很薄和皮肤内无弹性，皮肤回弹慢，术后凹陷粘连的可能性非常高。立即用9号注水针套取刚取出的静置脂肪，回填此处的皮下，直至填平为止。不建议用18G或1.2毫米注脂针回填。

二、面颊雕塑吸脂

（一）面颊雕塑吸脂的目的

①解决面部轮廓的问题。

②解决脸大或脸胖的问题。

③改善两侧脸不对称的问题。

④解决中下面部下垂的问题。

（二）面颊雕塑吸脂的审美设计

求美者立位正面观，先按将要雕塑的正面轮廓，画出正面的前青春线在面颊前端的投影（如图6-20A红线所示为术前构思中前青春线），线的外侧则是将要吸除的脂肪。从侧面观观察隆起多出的区域，再用画线笔圈出将要吸除的脂肪（如图6-20B、C红线所示），再次从正面观观察上述标记出来的前青春线外侧最边缘的面颊皮肤表面，用画线笔标记出一条与上述所圈圆圈长轴一致的曲线，如图6-20D红线所示（可画可不画）。再从侧面和正面观察，以此线为中心，标记出一椭圆的小线圈，此小线圈表示正面观面颊部最凸出的区域，也是面颊吸脂的重要所在（如图6-20E、F红线所示），此处面颊雕塑之后皮肤尽可能薄，但不能过薄。画线时的另一个重点是，面颊处少女线和颈部的过渡也要标记出来。

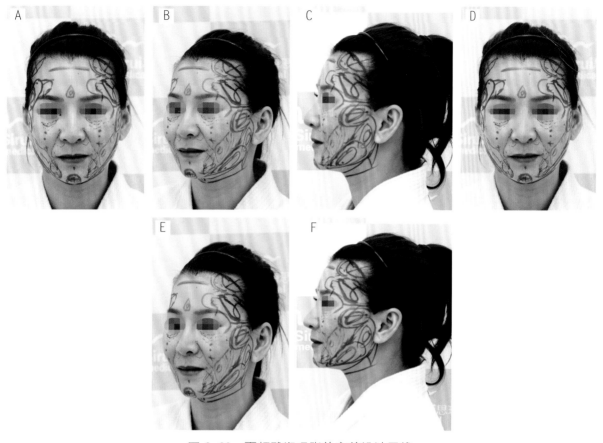

图 6-20 面颊雕塑吸脂的审美设计画线

（三）进针点的选择

①耳垂下进针点。

②下颌角进针点。

进针点的操作与颧弓区吸脂进针点的操作一样。

（四）面颊部肿胀麻醉

用套有9号注水针的1.0毫升注射器，吸取高浓度的肿胀液，从上述进针点进针直达脂肪的深面，在SMAS表面从后向前端，尽可能用肿胀液均匀地把SMAS层与脂肪层隔开，并且尽可能保持在一个平面，这样利于吸除面颊深面的脂肪层。肿胀液用量为一侧4.0—5.0毫升。

深面肿胀液注射完成后，开始注射浅面的肿胀液。从上述进针点进入深面，中间再向外侧进入脂肪浅面，放射状进针。不建议直接从进针点进入脂肪浅面，这样很容易出现吸脂后凹凸不平。对深面和浅面脂肪补充肿胀液的容量，肿胀液稍微过量注射，不建议超度过量注射肿胀液。肿胀液注射后皮下很浅的脂肪硬度比它下面浅面和深面的脂肪硬度大，抽吸时脂肪皮下很浅的脂肪会受到保护，不容易被抽掉，从而保护皮肤不容易出现凹凸不平的现象（此肿胀注射的方法可用于体表任何吸脂区术中、术后皮肤凹凸不平的预防，包括躯体的部位吸脂）。一侧肿胀液用量为15.0—20.0毫升。

（五）面颊雕塑吸脂

用套有2.5毫升注射器的吸脂针，从耳垂下进针点和下颌角进针点进针，吸脂针进入深层，按平行雕空吸脂法，先放射状把深面脂肪吸除，把整个面颊区吸薄，后按斜面雕塑吸脂法吸除面颊处相邻的少女线与颈部脂肪，并保留一层皮下很薄的脂肪层，并轻柔过渡四周，最后辅助手的食指指腹按压中心画线的最凸出处时，不能按压过度，轻柔吸除最凸区域。在小圆圈处按半橄榄球雕空形态方法，吸除面颊最凸出部位，并注意感知此处不能吸得太薄。检查确认皮肤没有凹凸不平后结束手术。

此处吸出的静置脂肪量在5—15毫升。

建议用1.8毫米或2.0毫米口径三孔品字或者三孔三排吸脂针吸脂。初学者要注意控制并发症，建议用单孔吸脂针，待熟练后改用三孔吸脂针。

对于初学者可参考颧弓吸脂的操作手法吸脂。

（六）面颊吸脂的标准

（1）在画线圈内，向两侧最凸处的椭圆形小线圈内，皮下浅层脂肪尽可能保留少，此时辅助手捏起皮肤感觉皮肤较薄了，但仍然感觉到有弹性。如果皮肤很薄感觉没有弹性，说明吸脂过度了，必须在皮下回填脂肪。

（2）在面颊处相邻的少女线和颈部的过渡区，术后用辅助手捏起此处皮肤感觉皮肤较薄了，但仍然感觉有弹性。

（3）面颊画线的其他区域，术后仍然保留着较厚的皮肤。皮肤有弹性，附近的皮肤无明显厚薄感。如图6-21A是术前照，图6-21B是术前面颊部吸脂画线图，图6-21C是术后3年半的面颊吸脂后的效果。

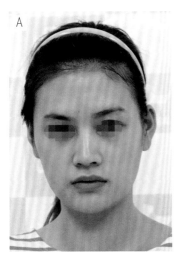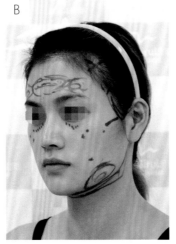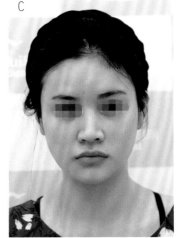

图 6-21　面颊雕塑吸脂案例

（七）注意事项

（1）面颊雕塑吸脂表面上是由于过宽大而吸脂，其实是为了面部最终的轮廓服务的，因此把面颊区都吸薄这个理念是不正确的。

（2）面颊雕塑吸脂审美设计上，如果重点以吸前端为主后端为辅，正面观立体感减弱，视觉上拉宽中面部。如果重点以吸后端为主、前端为辅，正面观立体感增强，视觉上缩窄中面部。因此审美设计要按术前轮廓线的构思，具体问题具体分析来定面颊区域的吸脂范围。

（3）面颊雕塑吸脂不建议过度注射肿胀液。如果过度注射肿胀液，术中很难做到预判哪个区域多吸点脂肪，哪个区域的脂肪应该保留下来而少吸，很难按照术前、术后轮廓线的构思进行精准吸脂。

（4）做面部脂肪深面分层定位处理时，9号注水针的开口朝向SMAS层，脂肪深面SMAS层表面的脂肪软化效率最高，这样脂肪深面被吸除最彻底，效果最好。

（5）不能在真皮层下进针补量。如果在真皮层下注水补量，术后会出现凹凸不平的概率是非常高的。

（6）吸脂时要控制在极低负压下操作，先吸深面，动作要轻柔，来回摆动不能快，要慢慢地吸。

（7）如果发现用手指按此处皮肤很薄和皮肤内无弹性，皮肤回弹慢，术后凹陷粘连面的可能性非常高，立即取刚吸取的脂肪，静置后装入套有9号注水针的1.0毫升注射器内，回填此处的皮下，填平为止。不建议用18G或1.2毫米注脂针回填。

（8）面颊处相邻下颌缘相交汇处，皮肤不能吸得过薄，过薄很容易出现皮下粘连。术毕必须用手指捏起检查。

（9）面颊部与下颌缘最前端汇集处，在行面颊吸脂时，手术采取卧位，由于地心引力作用，在皮肤弹性降低引起的皮肤松弛，此处的脂肪近皮端向后向上移位，术前画的线在脂肪术中有所移动，造成术前所标记的画线不准确，术中吸脂时要稍往前往下吸脂。此区域也是面神经下颌缘支从下颌缘向上穿出的区域，尽可能轻柔、尽可能在极低的负压下吸脂。如果不是粗糙暴力吸脂，即使损伤了此神经，术后用康宁克通局部注射+面部针灸治疗，1个月内均能恢复。

三、耳前区吸脂

（一）耳前区吸脂的目的

①雕塑面部轮廓线和少女线。

②解决脸大或脸胖的问题。

③改善两侧脸不对称的问题。

（二）耳前区吸脂的审美设计

求美者立位正面观，在耳前区先按术前构思的正面轮廓，画出正面的A青春线在面颊前端的投影（如图6-22A红线所示），画线的外侧则是将要吸除的脂肪。再从侧面观察，隆起凸出的区域再用画线笔圈出将要吸除的脂肪（如图6-22B、C红线所示）。再次从正面观，在此圈内的区域内最隆起位置圈出中心的一个小的圈（如图6-22D、E红线所示）。

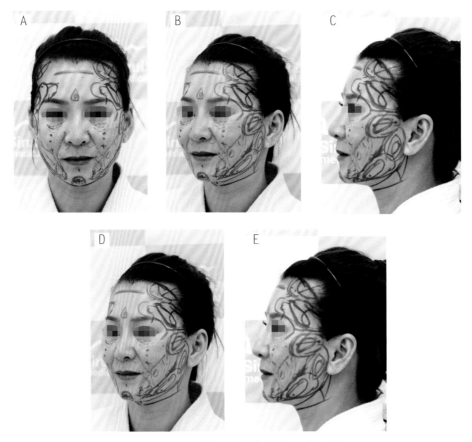

图 6-22　耳前区吸脂的审美设计画线

（三）进针点的选择

选择鬓发区进针点进针。

（四）耳前区肿胀麻醉

肿胀麻醉操作与颧弓区吸脂进针点的操作一样。

用套有9号注水针的2.5毫升注射器，吸取高浓度的肿胀液，从上述进针点进针直达脂肪的深面，在SMAS层的表面，从上推向下，放射状进针，尽可能用肿胀液均匀地把SMAS层与脂肪层的深面分离开来，并保持在一个平面进针，肿胀麻醉的同时行水分离分层定位处理。这样利于吸除深层的脂肪。每一侧肿胀液用量2.0—3.0毫升。

深面注射肿胀液完成后，开始浅面注射肿胀液。从上述深面进入，针尖再向浅层进入浅面脂肪，放射状进针注射肿胀液，不建议直接从进针点进入浅面脂肪对深面和浅面脂肪补充肿胀液。肿胀液稍微过量注射，不建议过度过量注射，肿胀液注射后皮下很浅的脂肪硬度比它下面浅面、深面的脂肪硬度大，抽吸脂肪时皮下很浅的脂肪会受到保护，不容易被吸除掉，从而保护皮下不出现凹凸不平现象。一侧肿胀液补量的用量为7.0—8.0毫升。

（五）耳前区雕塑吸脂

用套有2.5毫升注射器的吸脂针，选用吸脂针从鬓发区进针点进入深层，按平行雕空吸脂法，先均匀地把深层脂肪吸除，而后按半橄榄球雕空形态法吸除最凸起的区域。尽可能保留一层很薄的皮下脂肪层，检查确认皮肤没有凹凸不平后结束手术。

此处吸出的静置脂肪量在2.0—5.0毫升。

建议用1.8毫米或者2.0毫米口径三孔品字或者三孔三排吸脂针吸脂。初学者要注意控制并发症，建议用单孔吸脂针，待熟练后改用三孔吸脂针。

对于初学者可参考颧弓吸脂的操作手法吸脂。

（六）耳前区雕塑吸脂的标准

在画线圈内，向两侧最凸出处的椭圆形小线圈内皮下脂肪尽可能地保留很少，此时辅助手捏起皮肤感觉皮肤较薄了，但仍然感觉到有弹性。如果皮肤很薄，感觉没有弹性，说明吸脂过量，必须在皮下回植脂肪。

（七）注意事项

（1）耳前区雕塑吸脂表面上是由于肥厚而吸脂，其实是为了面部轮廓雕塑服务的，因此把耳前区都吸薄这个理念是不正确的。

（2）耳前区雕塑吸脂不建议过度注射肿胀液。如果过度注射肿胀液，术中很难预判做到哪个区域多吸点脂肪，哪个区域的脂肪应该保留下来而少吸，很难按照术前、术后轮廓线的构思进行精准吸脂。

（3）不能在皮下进针注水补量。如果在皮下注水补量，术后出现凹凸不平的概率是非常高的。

（4）如果发现用手指按此处皮肤很薄和皮肤内无弹性，皮肤回弹慢，术后凹陷粘连的可能性非常高，立即取刚吸取的脂肪，静置后装入套有9号注水针的1毫升注射器内，回填此处的皮下，填平为止。

四、颌下颈颌夹角区、颏颈夹角区

由于颌下颈颌夹角区和颏颈夹角区吸脂时，为了显现最佳的效果，往往都要同时雕塑吸脂，在此放在一起来阐述。

（一）颌下颈颌夹角区、颏颈夹角区吸脂的目的

①雕塑面部少女线。

②解决脸大或脸胖的问题。

③解决面部松垮下垂的问题。

④解决下颏的凸度和翘度问题。

（二）颌下颈颌夹角区吸脂的审美设计

求美者立位侧面观，沿着下颌体的下缘和下颌支的外侧缘投影于体表皮肤画出将要雕塑的少女线（如图6-23A红线所示）。在颏下颈部将要吸脂的最低点与下颌角最凸点画一条连接线（如

图6-23B红线所示）。在下颌角最凸出的点垂直向下画一直线（如图6-23C红线所示），在此直线的最下端与颏下颈部吸脂的最低点连成一条水平线（如图6-23D红线所示）。最后把少女线下颈部将要吸脂的区域圈出来（如图6-23E绿色区域所示）。

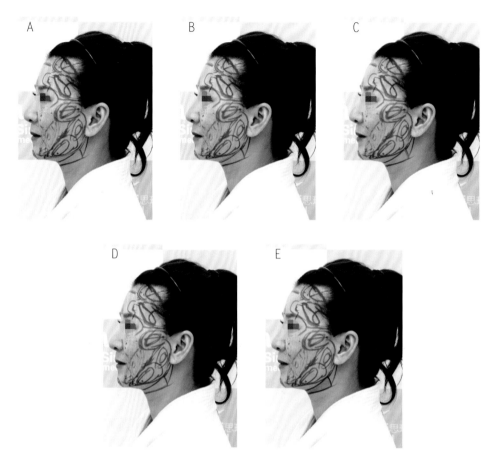

图 6-23 颏下颈颌夹角区吸脂审美设计画线

（三）进针点的选择

选择下颌角进针点，耳垂后进针点。进针点的操作与颧弓进针点的操作相同。

（四）颏下颈颌夹角区、颏颈夹角区的肿胀麻醉

用套有9号注水针的2.5毫升注射器，吸取高浓度的肿胀液，从上述进针点进针直达脂肪的深面，在颈阔肌的表层，从上推向下向前，放射状进针，尽可能用肿胀液均匀地把下颌体下方的颈阔肌表层与脂肪层深面分离，并保持在一个平面进针，肿胀麻醉的同时行水分离分层定位处理。从下颌角进针点进针向上向后和耳垂后进针点进针，向下向前在下颌支外侧的脂肪深层注射肿胀液和行水分离定位处理，这样利于吸除深面脂肪。每一侧肿胀液用量5.0—6.0毫升。

深面肿胀液注射完成后，开始注射浅面的肿胀液。从上述深面进入，针尖再向浅层进入浅面脂肪，放射状进针注射肿胀液，不建议直接从进针点进入浅面脂肪对深面和浅面脂肪补充肿胀液。肿胀液稍微过量注射，不建议过度过量注射，肿胀液注射后皮下很浅的脂肪硬度比它下面深

面的脂肪硬度大，抽吸脂肪时皮下很浅的脂肪会受到保护，不容易被吸除掉，从而保护皮下不出现凹凸不平现象。一侧肿胀液的用量为20.0—30.0毫升。

（五）颌下颈颌夹角区、颏颈夹角区的雕塑吸脂

用套有2.5毫升注射器的吸脂针，选用吸脂针从下颌角进针点进入深面，按平行雕空吸脂法，先均匀地把下颌体下颈部和下颌支外侧颈部深面脂肪吸除，后按半柱形雕空形态法吸除脂肪最厚的下颌体及下颌支下颈部区域。最后轻轻过渡吸除部分皮下较浅处脂肪，尽可能保留一层很薄的皮下脂肪层，检查确认皮肤没有凹凸不平后结束手术。

此处吸出的静置脂肪量在6.0—20.0毫升。

建议用1.8毫米或2.0毫米口径三孔品字或者三孔三排吸脂针吸脂。初学者要注意控制并发症，建议用单孔吸脂针，待熟练后改用三孔吸脂针。

对于初学者可参考颧弓吸脂的操作手法吸脂。

（六）颌下颈颌夹角区、颏颈夹角区雕塑吸脂的标准

在画线圈内，皮下脂肪尽可能地保留很少，此时辅助手捏起皮肤感觉皮肤较薄了，但仍然感觉到有弹性。如果皮肤很薄，感觉没有弹性，说明吸脂过度，必须在皮下回植脂肪。

（七）注意事项

（1）在做面部脂肪深面分层定位处理时，9号注水针的开口朝向颈阔肌的表层，脂肪深面颈阔肌表面的脂肪软化效率最高，脂肪深面被吸除最彻底，效果最好。

（2）不能在皮下进针补量。如果在皮下注水补量，术后会出现凹凸不平的概率是非常高的。

（3）吸脂时要控制在极低负压下操作，先吸深面，动作要轻柔。在下颌缘与颈部相邻区，吸深面脂肪时，要用辅助手的食指、中指和无名指的指腹向深面按压皮肤和吸脂针，这样吸脂的效率、效果大大提高。

（4）在下颏下与两侧下颌体中间连成的平面内的软组织，此区域相对隐蔽，皮下深面和浅面脂肪建议都吸除，术后效果才会更好。其他相对暴露的区域只能吸薄。

（5）在相对暴露的区域，如果发现用手指按此处皮肤很薄和皮肤内无弹性，皮肤回弹慢，术后凹陷粘连的可能性非常高，立即取刚才面部吸取的脂肪，静置后装入套有9号注水针的1毫升注射器内，回填此处的皮下，填平为止。不建议用18G或1.2毫米注脂针回填。

五、吸脂术面部轮廓雕塑顺序

在临床工作中，极少情况下能单独运用面部雕塑吸脂就解决好面部轮廓和衰老问题，往往要和面部脂肪移植一起运用。

面部雕塑吸脂的操作顺序，对术中、术后的效果预判有非常重要的作用。有时候顺序安排不当，对术中的效果无法预判和评估，从而无法保证雕塑的效果。

（1）单独运用面部雕塑吸脂技术解决面部的问题，这种情况下，操作顺序没有太多的要求。

（2）面部雕塑吸脂和面部脂肪移植一起运用。为了更好地预判术中、术后的效果，在这种情况下，往往是填充部位先行水分离，吸脂部位可以少量水分离液先分层定位处理+局部麻醉止痛，或者暂不处理，等待脂肪移植术完成后，再行吸脂区的定位处理和肿胀麻醉，最后吸脂。

如果操作顺序反过来，吸脂区经雕塑吸脂处理后，水肿会非常明显，影响脂肪填充的用量、过渡衔接等的预判，从而影响最终的手术效果。